KB163369

우리가 꼭 알아야 할

생식이야기 99가지

김수경 지음

행복한 마음

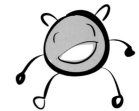

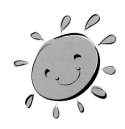

Part 6 　생식으로 물리치는 중요 질병 —— 104

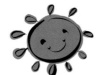

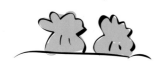

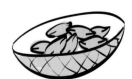

들어가기 전에

광견병狂犬病, 광우병狂牛病, 다음에는 무슨 병 때문에 사람들의 생명이 위협받게 될 것인가? 하는 문제를 두고 몇 년 전부터 만나는 사람들에게 경고 아닌 경고를 해왔었다. 다음에는 필연적으로 광인병狂人病이라는 병이 될 것이라고 말이다. 호랑이는 배가 고파 굶어 죽게 되어도 풀을 먹지 않는다. 호랑이의 창자 구조, 위액의 산도, 분비되는 효소의 종류와 호르몬의 내용은 고기 이외의 것을 소화, 분해, 흡수할 수 없게 되어 있기 때문에 동물성 이외의 것을 먹을 수도 없고 또 먹어서도 안된다. 소는 풀을 먹게 되어 있다. 호랑이와 마찬가지로 소의 창자, 위액의 산도, 효소 및 호르몬의 내용이 의당히 풀을 먹어야만 되도록 지음 받았음에 여기에는 추호의 예외가 인정되지 않는다. 광우병은 해부학적으로 이러한 구조를 가진 소한테 양(羊)의 창자 같은 폐기물들을 사료로 만들어 먹이니 소의 오장육부에서 이상 반응이 나타나 병이 된 것이다. 방목으로 키우는 소가 아니고 우리에 갇혀 사람이 주는 사료에만 의존해 살아가야 하는 소의 입장에서는 주어지는 사료가 볏짚이 아니고 양의 창자를 말려 분쇄하여 만든 사료라 하더라도 선택의 여지가 없기 때문에 먹을 수밖에 없다. 그것이 소가 살아가는 생존의 길이고 주어진 운명이기 때문이다. 그러나 결과는 참으로 무섭다는 사실을 인간이 뒤늦게 알고는 야단 법석들을 떤다. 그렇지만 이는 얼마나 인간들이 악랄하고 파렴치 한 지를 은폐하기 위한 비굴한 쇼에 불과하다는 사실을 알아야 한다.

소가 양의 창자를 사료로 먹듯 사람이 사람의 해부학적 기능에 부합하지 않는 식품으로 삶을 영위한다면 소에게 광우병이 오듯 사람에게 광인병이 올 것이라는 사실은 너무 자명하다.

광우병이 유행하고 영국을 비롯한 서구 여러 나라에서는 소고기 안먹기 운동과 더불어 채식주의자들이 늘어나고 있는데 이 또한 손바닥으로 하늘 가리기에 불과하다. 소고기를 안먹고 채식주의로 가겠다는 것은 지극히 소극적인 발상으로, 소에게 양의 창자 같은 동물성 사료를 안먹이는 근본적인 문제가 해결되지 않는 한 대책은 무대책이 되고 만다. '사후 약 방문'을 되풀이하는 어리석은 짓을 언제까지 할 것인지….

역사적으로 굶주림에 시달려온 인간이 근간에 선진국이라 불리는 몇몇 나라에서 먹고 살기가 좀 넉넉해졌지만 불행하게도 광우병을 앓고 있는 소의 신세와 같은 형편에 놓인 많은 환자들을 보면서, 이들을 고치는 길은 먹거리를 바로 공급하는 길 밖에 없다는 사실을 깨닫게 되어 그것을 실천하는 방법으로 생식이라는 길을 안내하게 되었다.

가축보다 야생 초식 동물들이 건강하게 산다. 가축들에 비해 좋은 공기와 물을 마시고 스트레스를 받지 않고 마음대로 운동하고 자연 상태 그대로 생식을 하고 살기에 가축보다 야생 초식 동물들이 건강하게 살 듯 인간도 그러한 진리만 깨달으면 병으로부터 상당히 자유로울 수 있으리라는 확신을 가지고 안내서를 내게 되었다.

필자는 생식을 누구나 쉽게 먹을 수 있는 상품으로는 세계 최초로 개발하였고, 제품 개발과 이론 정립까지 천신 만고의 험로를 걸어 왔다. 그동안 부족한 점이 너무 많았으나 생식 시장이 이만큼 커져 생식이 사람들 사이에 회자되고 있는 사실을 감사하게 여기고 있다. 생식을 만드는데 동기를 부여해 주신 청주의 송파松波 김동옥 선생님께 깊은 감사를 드리고, 동역한 아내 엄성희嚴性姬 약사에게 미안한 마음과 감사한 마음을 전하고, 그동안 생식이라는 불모지에 뛰어 들어 고생한 많은 분들에게 깊은 감사를 드리고, 이 책이 세상에 나오도록 수고하신 모든 분들에게 고마움을 전한다.

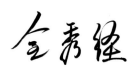

이 책에 실린 생식에 관한 모든 내용은
'건강한 삶' 을 위한 자료들입니다.
누구도 건강을 건네 드릴 수는 없습니다.
다만 건강을 위한 갖가지 자료와 건강을 위한
여러가지 방법을 제시할 뿐입니다.
선택은 각자의 몫입니다.
'진료와 치료는 의사의 몫' 입니다.
저희들은 건강한 삶을 위한 갖가지 정보
그리고 그중에서도 가장 훌륭한 정보들을
전해드리고 싶습니다.
건강을 위한 주체는 바로 여러분 개개인입니다.
이 책을 통해서 생식과 건강에 대한 좋은 정보들을
얻기를 그리고 건강한 삶을 스스로 만드시길 기도합니다.

part 1

무병 장수無病長壽는 인간의 가장 오래된 소망이다. 이렇게 건강하게 오래 살기를 원하는 인간의 오랜 바람에도 불구하고 왜 사람들은 건강하지 못하고 질병에 걸려 고통을 당하고 천수天壽를 다하지 못하는 걸까? 수세기 동안 과학과 의학은 눈부신 발전을 거듭해왔고 그 결과로 인체의 DNA 이중 나선 속에 담긴 유전 정보까지 해독하는 수준에 이르렀다. 그러나 질병으로 고통받는 사람들은 여전히 줄어들지 않고 있으며 오히려 현대 의학으로도 고칠 수 없는 난치병들이 새롭게 등장하고 있는 현실이다.

🔲 1 우리가 병에 걸리는 이유는?

아파서 병원에 가면 피검사를 하는데, 그 이유는 피검사 결과를 통해 건강 상태를 알 수 있기 때문이다. 과학의 발달로 피를 검사하고 분석하는 기술이 눈부신 발전을 거듭하여 최근에는 피 1g만 가지고도 1조분의 1g인 피코그램^{pg} 단위까지 분석을 할 수 있게 되었다. 피를 뽑아서 분석 하면 GOT나 GPT 수치, 요산치, 혈당치, 콜레스테롤 수치 등 피검사 결과가 나온다. 그런데 이 검사 결과는 한마디로 말해 '피검사를 한 당사자의 피가 좋은가 나쁜가'의 상태만을 나타낼 뿐이다. 피에 이상이 없으면 건강한 것이고 여러가지 수치가 정상치와 어긋나 있으면 그에 해당하는 어떤 병이 있다고 판정을 내린다.

사람이 병에 걸리는 가장 큰 원인은 바로 피가 나빠졌기 때문이다. 평소에 피가 나빠지지 않는 조건에 잘 맞게 생활한 사람은 일생을 건강하게 살고 이와 반대로 피가 더러워져 병에 걸릴 수밖에 없는 생활을 한 사람은 건강하지 못한 삶을 산다. 피가 나빠져서 생긴 질환은 크게 대사성 질환과 자가 면역 질환으로 나뉘어진다. 피가 나빠서 신진 대사가 제대로 되지 않아 생기는 당뇨병, 고혈압, 심장병, 간경화 같은 병이 대사성 질환이고, 나쁜 피의 긴장 상태가 오래 되어 나타나는 베제트병, 파킨슨병, 류머티즈 관절염, 강직성 척추염, 전신 홍반성 낭창 같은 병이 자가 면역 질환이다. 그렇다면 피는 왜 더러워지고 또 어떻게 하면 피가 깨끗해질 수 있을까? 더 나아가 현재 피가 더럽다고 판정받은 사람의 피를 깨끗하고 건강한 피로 바꿀 수 있는 방법은 무엇일까?

ロ2   피가 왜 나빠질까?

병이 생기는 원인이 피가 나빠지기 때문이라고 하는데, 우리 몸에 분포되어 있는
혈관의 길이는 지구 둘레의 두바퀴 반이나 된다. 이 긴 혈관은 산소와 영양 공급,
노폐물의 수송로 역할을 하는데 어느 한군데만 막혀도 심각한 질병을 초래한
다. 그렇다면 피가 더러워지고 움직이는 힘이
약해져 잘 돌지 않고 부족하게 되는 원
인은 무엇일까?
그것은 인간의 뇌, 오장육부, 사지^{四肢}의
과로 때문이다. 과로로 인해 피가 혼탁해지면 대
사 기능이 악화되고, 몸이 저항력을 잃어 세균에 감염되기 쉽고, 면역력
또한 저하되어 염증 반응이 생기고 자연 치유력이 현저하게 약해진다. 또한 피가
제대로 순환하지 못하면 혈전 등의 순환 장애가 생기고, 혈액이 긴장을 풀지 못하
고 일시에 쿠데타를 일으키듯이 터지게 되면 자가 면역 질환에 걸리게 된다. 따라
서 '뇌, 오장육부, 사지의 과로=피가 더러워진다=병에 걸린다' 와 같은 등식이 성
립하게 되는 것이다.

ロ3   머리가 아프다, 뇌가 과로한다?

뇌는 우리 몸의 가장 중요한 총사령부 같은 곳이기 때문에 그에 걸맞은 특별한 보
호 기전을 가지고 있다. 뇌는 우선 단단한 두개골로 쌓여져 있고 BBB ^{blood brain}
^{barrier} 시스템에 의해서 해로운 물질이 들어오는 것을 차단하고 뇌에 필요한 영양
소와 산소, 피를 가장 우선 순위로 공급한다. 피나 산소가 조금만 부족해도 금방

23

어지럽고 토하고 싶은 기분이 드는 것, 혈압이 부족하여 피가 뇌에 충분히 공급되지 못할 때 몸을 쓰러지게 해서라도 피를 뇌 속으로 올라오게 만드는 것도 모두 이 BBB 시스템에 의한 작용이다. 뇌는 우리 몸에서 모세혈관이 가장 많이 분포되어 있는 곳으로 제대로 유지되기 위해서는 우리 몸 속에 돌아다니는 산소, 피, 영양분의 30%가 필요할 만큼 매우 중요한 곳이다. 그런데 뇌 속에 산소나 피, 영양분의 요구량이 특별히 늘어나는 순간이 있는데 바로 분노하거나 좌절감을 느낄 때, 스트레스를 받을 때가 그런 경우다. 흔히 화가 나면 피가 거꾸로 솟는다는 표현을 많이 하는데 실제로 화가 나서 얼굴이 벌개진 것은 뇌 속으로 피가 많이 들어갔기 때문이다. 이럴 때는 뇌 속의 산소 요구량 또한 늘어나게 된다. 화를 한번 내고 나면 사지의 힘이 풀려 꼼짝도 할 수 없는 경우가 있는데 이것도 마찬가지다. 이러한 인간의 감정은 뇌를 과로시키는 중요한 원인이다.

한방에서는 칠정七情이라 하여 사람이 가지는 일곱가지의 감정을 질병의 원인으로 보고 있다. 기쁨喜, 분노怒, 근심憂, 생각, 슬픔悲, 두려움恐, 놀람驚의 일곱가지 감정은 각각 오장五臟과 연결되어 있어서 어떤 감정을 심하게 오랫동안 품게 되면 그에 연관된 장부의 기순환이 순조롭지 못하게 되어 질병을 일으킨다는 것이다. 특히 칠정 중에서도 질병을 일으키는 가장 나쁜 감정은 분노인데 이 분노가 뇌를 가장 과로하게 만든다.

사람이 지나치게 분노하고 흥분하게 되면 인체의 기혈氣血을 위로 치솟게 하여 심폐 기능과 비위 기능, 장 기능이 모두 병들게 되고 너무 깊게 생각하면 위와 장에 문제를 일으켜 소화 장애로 야기되는 질병을 초래할 수 있다. 슬픔을 오래 마음 속에 담아두는 것, 두려운 생각과 걱정을 오래 하는 것, 어떤 일에 갑자기 크게 놀라는 것도 속을 상하게 하고 오장육부에 문제를 일으켜 질병으로 이어진다.

다른 건 몰라도 기쁨이 병의 원인이 된다니 이상하다고 할지도 모르겠으나, 그것을 설명할 만한 일화가 있다. 시카고에 사는 존이라는 사람이 오백만불짜리 복권에 당첨되었는데 정작 본인은 그 사실을 모르고 있고 복권을 대신 갖고 있던 친구가 이 사실을 먼저 알게 되었다. 거액의 복권에 당첨된 사실을 안 친구는 존이 사실을 알게 되면 아마 심장마비로 죽을거라고 생각하고 조심스럽게 다가가서 말을 건네려고 하는데 아무것도 모르는 존이 친구에게 말하기를 "만약 내가 오백만불짜리 복권에 당첨되면 절반을 뚝 떼어 너에게 줄텐데…"라고 했다. 결과는 어떻게 되었을까. 당첨 사실을 알려주려고 갔던 친구가 심장마비로 죽었다고 한다. 이렇게 기쁨도 지나치면 뇌가 과로하게 되는 것이다. 따라서 뇌가 과로하지 않으려면 항상 모든 감정을 과하지 않게 다스려야 한다. 물론 쉽지 않은 일이지만, 감정이 과하면 병이 된다는 기본적인 한방의 지혜를 간직하고 생활하는 것이 건강을 유지하는데도 도움이 될 것이다.

ㅁㄴ 오장육부가 과로하지 않으려면?

인간이 코와 입을 통해 섭취하는 공기와 물, 음식이 오장육부의 기능을 정상화시켜 생명을 유지해가는 것인데, 공기와 물, 음식이 도리어 오장육부를 과로시킴으로써 피를 나쁘게 하는 경우가 많다.

먼저 공기는 대부분 코로 들어와서 기도를 거쳐 폐로 오는데 여기서 몸에 필요한 산소는 심장으로 보내고 필요 없는 것은 몸 밖으로 배출한다. 그런데 오염된 공기가 몸 안으로 들어오면 자연 폐와 심장을 비롯한 오장육부가 할 일이 많아진다. 공기가 안 좋은 곳에 들어가면 가슴이 답답한데 이것은 폐와 심장이 과로하게 됨을 의미한다. 또한 인간이 생존하기 위해 섭취하는 '물과 음식'이 오히려 오장육부를 과로하게 해서, 피를 나쁘게 하고 있다. 우리 몸의 약 70%는 물로 이루어져 있기 때문에 좋은 물을 마시는 것은 좋은 음식을 먹는 것 못지 않게 중요하다. 그런데 물보다 청량 음료나 쥬스, 커피나 차 같은 가공된 물을 마시면 우리 몸은 이를 정화하기 위해 노력을 해야 한다. 그러면 오장육부가 과로하게 되어, 피는 더러워진다. 또한 음식도 오장육부의 기능 한도 내에서 적당하게 먹어야 한다.

과식을 한다거나, 육식을 지나치게 많이 하거나, 기름기 많은 음식, 가공 식품, 정백 식품 등 먹지 말아야 할 음식들을 과하게 섭취하면 우리 몸은 과로하게 된다. 특히 우리 주변의 각종 공해 물질들이 공기와 음식물을 통해 우리 몸에 들어오게 되어, 오장육부는 더욱 과로하게 된다. 우리의 오장육부는 이러한 것들을 처리하기 위해 과도한 노동을 하게 되고 곧이어 쉬고 싶다는 표시를 한다.

이때 몸에 좋은 먹거리와 환경을 찾아내서 피로를 풀어준다면 자연 치유력을 통해 회복할 기회를 갖지만, 오랜 기간 몸의 신호를 무시하고 분별 없이 음식을 섭취하면 몸에 무리가 오고 병으로 진행하는 것이다. 따라서 오장육부를 피곤하지 않게 하려면 나쁜 공기와 나쁜 물, 나쁜 음식을 먹어서는 안되며, 좋은 음식도 과식해서는 안된다. 또한, 추위와 더위도 잘 조절하지 못하면, 오장육부에 과로가 온다는 것이다.

예를 들면 날씨가 추워지면 몸이 저절로 움츠러드는 것처럼 몸 속에 있는 핏줄 또한 오그라들게 되어 피가 정상적으로 몸 속을 흘러다니지 못하기 때문에 고혈압이나 동맥경화증 등 순환기계 질환을 발병 내지 악화시킬 수도 있는 것이다. 따라서 올바른 식습관과 꾸준한 운동을 통해 오장육부의 과로를 피하도록 해야 할 것이다.

□ 5 사지四肢가 과로하면?

사지가 과로한 까닭은 크게 과노동과 운동 부족 때문이다. 과노동은 말 그대로 사지를 과하게 사용한 것으로 그때마다 편안하게 휴식을 취하기만 하면 특별하게 병이 생기는 원인은 못된다. 그러나 문제가 되는 것은 운동 부족이다. 현대인들의 운동 부족은 매우 심각한 정도여서 이것 하나만으로도 질병의 원인이 되기에 충분하다.

운동이 부족하면 가장 먼저 떠오르는 것은 조선시대 임금의 모습이다. 어디를 가든 손꼽힐 정도로 진미를 자랑하는 음식들은 으레 왕을 위한 진상품이었다. 이처럼 맛이 뛰어나고 건강에도 좋은 음식들을 예외없이 섭취하였고, 텔레비전의 인기있는 사극에서도 다루었던 것처럼 허준같이 뛰어난 의사들도 곁에 두었으니 사람들이 가진 상식으로 따지자면 임금들이 건강하게 장수하는 것이 당연하다. 그렇지만 대부분의 조선시대 임금들은 평균 수명이 43세에 불과할 정도로 매우 젊은 나이에 유명을 달리했다. 먹거리에 대한 논의는 일단 미뤄두더라도 임금들이 단명한 이유 중의 하나는 바로 운동 부족 때문이었다고 한다. 임금들은 스스로 걷는 것 자체가 극히 드물었을 정도로 움직일 때는 항상 가마를 이용했고 심지어는 밥을 먹을 때도 옆에서 떠먹여주었다고 하니 운동이라는 개념이 따로 있었을 리 만무하고 결국 젊은 나이부터 온갖 성인병에 시달리다가 세상을 떠날 수밖에 없었던 것이다.

그런데 현대인들의 운동 부족은 이미 심각한 상태이다. 아파트 입구에서 불과 10여 분밖에 안걸리는 지하철역까지도 택시를 타거나 마을버스를 이용하는 사람들이 많다. 주말에 가까운 야외로 놀러갈 때도 꼭 차를 타고 나가 도로를 교통 지옥

운동은 No

으로 만들고 경치 좋은 산이나 조용한 절에 가도 최대한 입구까지 차를 디밀고 올라간다. 이런 사람은 오랜만에 공기 좋은 산에 올라갔다가 내려와도 건강에 득이 되기는커녕 아파서 며칠 동안 자리에 눕게 된다. 평소에 운동이라고는 먹는 운동과 숨쉬기 운동밖에 안하던 사람이 갑자기 팔다리를 움직이게 되니까 당연히 병이 생기는 것이다.

운동을 안하면 지방이 연소되지 않고 몸에 비축된다. 무엇보다 운동을 하는 가장 중요한 목적은 혈액 순환을 촉진하기 위해서이다. 운동을 하면 우리 몸의 피가 순환하고 몸이 더워지면서 혈관 속의 노폐물을 배출하고 각 조직에 산소를 불어넣는 기능이 개선되는 것이다.

우리 몸의 총 혈관은 10만km로 지구를 두바퀴 반이나 돌 수 있는 어마어마한 길이다. 이런 긴 혈관을 통해 혈액을 순환시키는 방법은 운동이 아니면 안된다. 의학적으로 혈압은 피가 심장에서 동맥으로 나갈 때만 존재한다. 모세혈관을 돌아 정맥을 통해 피가 심장으로 올라올 때는 혈압이 존재하지 않는다.

모세혈관의 피를 순환시키는 것은 혈압 때문이 아니라 모세관 운동인 글로뮈 운동 때문으로 근육의 수축과 이완을 통해 피가 순환하게 된다. 장기간 병상에서 근육을 사용하지 않는 환자들은 욕창이 생기는데 이는 피가 제대로 순환하지 못했기 때문이다. 따라서 거창한 운동이 아니더라도 아침에 일어나 팔과 다리를 쭉쭉 펴주고 자주 흔들어주는 것만 제대로 해주어도 근육을 사용하는 운동을 하는 셈이 되고 이것은 피가 순환되는 것을 도와준다. 특히 아침에는 밤새도록 느리게 순환했던 피를 갑자기 깨우지 말고 누운 채로 몸을 충분히 스트레칭해서 사지를 완전히 풀어준 다음에 일어나는 것이 좋다.

그리고 가장 손쉽게 누구나 시작할 수 있는 '걷기와 달리기' 운동부터 해보면 좋

을 것이다. 최근 독일의 현직 외무 장관인 요슈카 피셔가 펴낸 《나는 달린다》라
는 책을 보고 참으로 많은 것을 느꼈다.

대대로 정육점을 하는 집안에서 태어난 피셔 장관은 5년 전만 해도 체중
이 113kg이나 나가는 거구였지만 새벽 조깅을 시작한 지 1년만에
몸무게를 자그마치 35kg이나 감량했다. 그는 달리기를 시작하
면서부터 살빼기에도 성공하고 덤으로 엄청난 자신감과 긍정적
인 자아관을 가지게 되었다고 한다. 운동은 비단 건강을 지키는 수
단일 뿐만 아니라 자기 자신을 돌아보는 명상의 시간을 갖게 함으로써,
신선한 산소와 건강한 육체에 대해 겸허한 감사를 갖게 한다. 따라서 적당한
운동은 사지의 과로를 막고, 정신 건강도 좋게 함으로써 나쁜 피를 좋게 하고,
좋은 피는 나빠지지 않도록 한다는 점을 명심해야 한다.

０６ 피를 맑게 한다

병이 생기는 원인은 피가 나쁘기 때문이고 피를 나쁘게 하는 원인은 뇌와 오장육
부와 사지의 과로 때문이라고 했다.

따라서 온몸의 과로를 막기 위해서는
과하지 않는 마음과 좋은 공기와 음식,
운동을 중요시해야만 하는데, 이는 피
를 구성하는 중요 요인이 된다고도 하겠

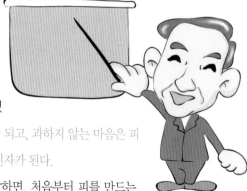

다. 즉 공기, 물, 음식은 피의 원료 인자가 되고, 과하지 않는 마음은 피
의 영향 인자가 되며, 운동은 피의 순환 인자가 된다.

따라서 피가 나빠지는 것에 대해 다시 말하면, 처음부터 피를 만드는

29

원료가 나쁘고 영향 인자가 안좋고 순환이 제대로 되지 않기 때문이다. 일단 피가 한번 나빠지면 피를 통해서 만들어 지는 세포와 세포가 모인 조직, 조직이 모인 기관, 기관이 모인 우리 육체가 연쇄적으로 제 기능을 상실하고 병에 걸린다. 따라서 나빠진 피를 좋게 만들기 위해서는 앞서 말한 피의 세가지 구성 요인이 제대로 갖추어져야 한다.

좋은 공기·물·음식을 통해서 좋은 원료가 만들어 졌다고 해도 분노하고 좌절하는 생활로 영향 인자가 오염되어버리면 좋은 피가 되지 못한다. 마찬가지로 아무리 좋은 공기를 마시고 좋은 물과 음식을 먹고 마음을 편안히 가지며 산다고 해도 피의 순환 인자를 무시한 채 손가락 하나 움직이길 싫어하는 사람의 피는 결코 좋아질 리가 없다. 아무리 좋은 피라도 몸 전체를 돌지 않으면 아무런 소용이 없기 때문이다. 이처럼 피를 구성하는 세가지 요소 가운데 어느것 한가지도 소홀히 하게 되면 자연 치유력을 잃어 건강을 해쳐서 병에 걸리고 마는 것이다.

그런데 그 세가지 중 가장 중요한 것을 꼽으라면 원료 인자이고 그중에서도 핵심은 음식이다. 우리가 하루도 빠지지 않고 섭취하는 음식은 우리 몸 안에 들어가 몸을 이루는 재료가 되고, 살아가는 데 필요한 에너지를 생성하며, 체내의 모든 반응을 조절한다. 좋은 음식은 우리 몸을 이루는 좋은 원료가 되어서 에너지를 공급하고 체내 반응들을 효과적으로 조절하여 건강한 몸을 이루게 되지만, 우리 몸에 적합하지 않은 음식은 오히려 우리 몸을 병들게 하는 원인이 되는 것이다. 중요한 것은 이러한 모든 작용에서 바탕이 되는 전제는 바로 어떤 음식을 먹느냐에 따라 피의 좋고 나쁨이 결정된다는 사실이다.

part 2

사람이든 동물이든 목숨이 붙어있는 생명체는 먹는 것으로 생명을 유지한다. 건강하던 사람이 오랫동안 잘못된 식사를 하면 병을 얻는 것이 당연하고 병든 사람이 좋은 먹거리를 골라서 먹으면 약보다 더 좋은 치료제를 얻은 것이나 마찬가지다. 좋은 음식을 한마디로 설명하자면 좋은 피를 만드는 음식이다. 모든 질병은 나쁜 피에서부터 출발하기 때문이다. 그런데 평소에 우리가 즐겨 먹는 음식들은 맛은 있지만 대부분 피를 나쁘게 만드는 음식들이다. 피를 나쁘게 만드는 음식들은 대개가 맛이 좋다. 혀를 즐겁게 하는 음식, 즉 나쁜 피를 만들고 이미 있던 좋은 피도 오염시키는 음식들은 어떤 것들일까.

Part 2 몸에 해로운 먹거리와 식습관　32

불을 쓸 줄 아는 것은 인간뿐이다. 맛있는 온갖 요리도 생식生食에서 익혀 먹는 화식火食으로 발전한 뒤의 산물이다. 요리는 열을 가하는 데에서 시작되는데 지지고 볶고 튀기는 작업 등은 음식의 생명력을 소모시키는 주범들이다. 불을 이용하여 음식을 익히게 되면 음식물 속의 단백질이 변성을 일으켜 맛이 생기게 된다. 화식으로 인한 단백질의 변성은 곧 영양소가 파괴되는 것, 효소가 파괴되는 것을 의미하는데 이는 다른 말로 음식에서 독소가 발생한다는 것을 말한다.

결국 인간은 음식을 익혀 먹음으로써 맛은 알게 되었지만 먹어야 할 것을 제대로 먹지 못하게 되어 많은 것을 잃게 된 셈이다. 그러므로 건강을 지키려면 자연식을 하면 되는데, 자연식은 농축된 태양 에너지인 씨앗, 채소, 열매를 무위 자연無爲自然의 상태 그대로 농약이나 화학 비료도 없이 길러서 자연 그대로 먹는 것이다. 이것만으로 건강한 삶은 보장된다.

필자는 여러해 동안 자연식을 연구해왔고 생식을 실천해오면서 건강한 사람들과 병든 이들을 두루 만났다. 말기암 선고를 받고 6개월밖에 살지 못한다는 50대 목사님부터, 10년 넘게 관절염으로 고생하신 분, 당뇨병으로 한쪽 눈을 실명하고 나머지 한쪽 눈마저 나날이 어두워지시는 분, 아직 건강하다고 자신하는 젊은이들까지… 그분들을 만날 때마다 필자는 남녀 노소를 불문하고 병자든 건강한 이든 상관없이 한결같이 강조하는 말이 있는데 그것은 바로 '모든 과ꟷ야 말로 건강을 잃게 하는 주범'이라는 말이다.

과로 · 과식 · 과음 · 과욕 · 과색 등 뭐든 과한 것, 무리한 것은 반드시 병을 부른다. 분노와 좌절이 과하면 뇌에 병이 오고, 나쁜 공기가 과하면 폐가 피곤하고, 나쁜 물, 나쁜 음식이 과하면 세포 하나하나와 피가 더러워진다.

무언가를 먹기 전에 '이만하면 충분하지 않을까', '이 음식이 정말 몸에 필요한 것일까'를 한번쯤 더 생각해본다면 우리 삶의 질은 지금과는 많이 달라질 것이다. 먹는다는 것은 모든 일의 시작이며 끝이기 때문이다.

장수하는 사람들의 비결 중에 빠지지 않는 것이 바로 소식小食이다. 세계적으로 장수하는 사람치고 소식하지 않는다는 사람을 보지 못했을 것이다. 프랑스의 120살 된 할머니는 기네스북에도 오른 장수 노인인데 그의 장수 비결은 소식과 어린아이처럼 잠을 자는 것이라고 한다. 이 할머니의 식단을 보면 아침은 차 한잔과 딱딱한 보리빵 한조각, 점심은 100kcal에 불과한 평범한 식사, 저녁은 아예 먹지 않는다. 일본의 스모 선수는 몸무게가 180kg에서 230kg까지 살을 찌우는데 이들의 평균 수명은 고작 40세 안팎이라고 한다.

그렇다면 과연 얼마만큼 먹는 것이 소식이라고 할 수 있을까. 사람마다 필요한 식사량이 다르기 때문에 특정한 수치로 말하기는 불가능하지만 가장 정확한 것은 자기가 소화시킬 수 있는 한도량보다 적게 먹는 것을 소식이라고 할 수 있다. 소식을 하면 대변 배설도 정상적으로 되고, 피로도 없어지고 수면 시간이 짧아진다. 사람이 과식을 하기 시작한 것은 불을 발견한 이후부터로, 화식으로 음식의 맛을 알게 되면서 자연스럽게 과식으로 이어진 것이다.

아! 피곤해

아인슈타인, 뉴턴, 다윈, 톨스토이, 피타고라스, 에디슨 등은 역사상 유명한 채식주의자들인데 특히 에디슨은 자신을 천재라고 칭하는 사람들에게 '나는 천재가 아니라 단지 사람들이 잠자는 시간에 자지 않고 노력한 것일 뿐'이라는 의미 심장한 말을 남겼다. 어떻게 잠을 자지 않을 수가 있느냐는 질문에 그의 대답은 의외로 '먹지 않는 것'이었다고 한다. 좋은 식품을 소식하면 완전히 소화되어 에너지를 충분히 공급해 줄 수 있고, 과식하면 음식물의 부패 때문에 독소가 생겨 피로하게 된다. 사람들은 비타민, 미네랄, 효소 등만 충분히 먹으면 소식을 하더라도 건강할 수 있다.

학은 천년을 산다는 대표적인 장수 동물이다. 학은 평소에 위의 5분의 1만 채우면 먹기를 그만둔다. 돼지도 위의 80% 정도를 채우면 더이상 먹지 않는다. 사람이 학처럼 오래 살고 싶으면 위의 1/5만 채우면 된다.

한방에는 '血夜臥則血歸肝 晝運行血(밤이 되면 피는 간으로 들어와 쉬고 낮이 되면 피는 움직인다)'는 말이 있다. 오장육부는 날이 새면 일을 시작하고 밤이면 쉬는데 이것이 장기의 특징이다. 특히 비위, 간, 콩팥은 밤이 되면 쉬게 되어있다. 잠을 잘 때 소변을 보지 않는다는 것은 간과 콩팥이 쉬고 있다는 말이다. 그런데 저녁에 잔뜩 먹고 마시면 밤새도록 오장육부가 일을 해야 하니 자연 피로하게 된다. 습관적으로 저녁에 과식을 하는 사람은 아예 속을 비워놓거나 1/5만 채우는 생활을 해야 한다. 오장육부가 피곤하면 피가 나빠지고 이는 곧 질병을 부른다.

ㅁㅋ 고기를 먹으면 몸 속에서 썩는다?

음식은 우리의 몸 안으로 들어와 신진 대사를 거치면서 열을 발생한다. 열에는 두 가지가 있는데 하나는 발효열이고 다른 하나는 부패열이다. 우리가 생명을 유지하고 활동할 수 있는 힘은 이러한 열 때문인데 열이 어떻게 만들어 지는가는 매우 중요하다. 발효열은 말 그대로 음식이 몸 안에 들어가 발효가 되면서 나는 열이고, 부패열은 음식이 몸 안에서 부패되면서 내는 열이다.

발효열은 발생할 때 가스를 배출하고 부패열은 발생하면서 동시에 독을 생성한다. 쉬운 예를 들어보자. 퇴비가 썩으면 메탄 가스가 나오면서 열이 많이 난다. 이것은 발효열이다. 그런데 고양이나 쥐가 죽어서 썩으면 냄새가 무척이나 지독하다. 이것은 부패열 때문이다. 이와 마찬가지로 우리가 음식을 먹었을 때 몸 안에서 발효가 되는 것과 썩는 것은 엄청난 차이가 있다.

그 자체에 효소를 가지고 있는 씨앗, 열매, 채소는 80%가 탄수화물로 구성되어 있고, 탄수화물은 효소에 의해 발효된다. 씨앗, 열매, 채소가 인체에 들어가면 발효의 최적 온도인 체온에서 발효가 된다. 이 과정을 거쳐 나오는 열이 발효열이고 이때 가스가 발생한다.

반면 고기나 가공 식품을 먹었을 때는 체내에서 부패가 된다. 특별한 단백질 분해 효소나 췌장에서 만들어 지는 판크레아틴이라는 효소가 아니고서는 분해될 수 없기 때문이다. 단백질은 주성분이 질소로 되어있는데 단백질을 분해하려면 이 과정에서 반드시 질소 화합물이 발생한다. 이것이 바로 독이다. 가공 식품 역시 마찬가지로 가공 과정에서 식품 자체가 지니고 있는 효소를 없애버렸기 때문에 우리 몸 속에 들어가 부패할 수밖에 없다. 체내에서 음식이 부패하면서 발생시키는 독은 건강을 나쁘게 만드는 주범이다.

게다가 원래 사람의 신체 구조나 소화 기관은 육식에 알맞지 않게 만들어져 있다. 사자나 개, 늑대 같은 육식 동물은 초식 동물에 비해 소화액도 열배나 강한 염산을 분비하고 소화 기관도 몸길이의 3배밖에 되지 않을 정도로 짧다. 육식은 빨리

장내발효

냄새~

37

부패하기 때문에 몸 안에 오랫동안 머무르게 되면 피를 오염시키므로 가능한 빨리 배설할 수 있도록 애초부터 소화 기관이 짧게 만들어져 있는 것이다. 원래 곡채식형 동물인 인간은 육식 동물과 달리 동물성 단백질을 환원시키는 효소가 없기 때문에 육식을 할 경우 장내에 이상 발효 현상이 나타나게 된다.

육식의 소화와 관련된 신체 구조는 서양인과 우리 민족을 비교했을 때도 차이점이 있다. 서양인들은 우리 민족에 비해 위의 크기도 작고 장의 길이도 30cm 정도 짧으며 소화 효소도 육식에 적합하게 되어있다. 그런데 우리가 서양인들과 같은 육식을 하게 되면 장내에 머무르는 시간이 길어지고 단백질 분해 과정에서 생기는 부패 산물인 독소라든지 지방질이 장내에 과다 축적되어 이상 발효를 일으키고 직장암 등의 암이 많이 생기게 되는 것이다.

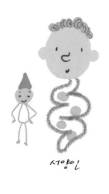

서양인

동양인

또한 육식이 건강에 치명적인 영향을 미치는 중요한 이유는 가축의 사육과 가공 과정에서 과다한 화학물의 축적이 일어나기 때문이다. 소나 돼지는 살충제와 항생제가 들어있는 사료를 먹고 병에 걸리면 항생제를 맞으면서 자란다. 닭도 마찬가지다. 몸을 움직이기조차 힘든 닭장 안에서 24시간 환하게 불을 밝혀놓고 닭을 기른다. 닭이 먹는 사료에는 각종 항생제, 방부제, 성장 호르몬, 착색제가 들어있다. 노른자의 색을 진하게 하기 위해 사료에 착색제를 쓰는 경우도 있다. 이런 모든 유해 물질들은 소나 돼지, 닭의 신진 대사를 통해 피에 농축되고 살에 저장되어(특히 간과 지방 세포, 몸 전체, 달걀에까지) 우리 몸에 전달될 수 있다.

육류를 가공하는 데 사용하는 화학 물질 또한 심각한 문제가 된다. 현재 육류 가공의 용도로 사용하도록 인가된 화학 물질은 약 2700종이나 된다. 수입 쇠고기는 최소한 6개월 이전에 죽은 거라고 생각하면 되는데 6개월 전에 죽은 쇠고기가 지금 막 잡은 것 같은 색깔을 내는 것은 보존제이며 발색제인 질산염·아질산염이라는 화학 첨가물이 들어가기 때문이다. 이 물질은 우리 몸에 들어와 질소 화합물과 결합하면 발암 물질로 변한다.

돼지고기를 가공해서 햄이나 소시지 등을 만들 때 들어가는 첨가물로는 질산염이나 아질산염이 있다. 질산염은 다른 말로 니트라이트, 아질산염은 니트레이트라고도 한다. 돼지고기는 부패열을 내면서 동시에 질소 화합물인 아민이란 독물질을 발생시킨다. 이때 질산염이나 아질산염의 '니트로'와 질소 화합물인 아민이 결합되어 니트로사아민이라는 물질이 만들어 지는데 이것은 다름아닌 발암 물질이다. 니트로사아민은 2ppm정도의 극소량으로도 암을 유발시키는데 쥐를 대상으로 실험한 결과 거의 모든 종류의 암을 유발시키는 것으로 밝혀졌다. 슈퍼에 가면 무슨무슨 햄이나 무슨무슨 갈비살이라고 이름 붙은 육류 가공품이 산처럼 쌓여있다. 단지 맛이 있다는 이유만으로 몸 속에 들어가면 독을 만드는 음식을 먹고 있다는 것은 심각한 문제가 아닐 수 없다.

1ㅁ 고기? 피를 흐리게, 몸은 지치게

첫째, 동물성 단백질과 포화 지방을 많이 섭취하면 이것들을 분해하는 과정에서 요산, 유산, 인산, 초산, 염산 등 유해한 강산류가 생긴다. 이들 강산류로 인해 피가 산성화되면 인체의 면역성이 저하되어 세균에 대한 저항력이 심각하게 저하된다.

둘째, 육식을 하면 독성 물질의 하나인 요산이 생기는데 사람의 몸에는 이 요산을 분해시키는 효소가 없기 때문에 대신 뼈에서 칼슘을 가져와서 중화시키는 방법으로 독성을 제거한다. 그런데 이렇게 과다하게 뼈에서 칼슘이 빠져나가게 되면 골다공증에 걸리기 쉽고 치아 손상이 빨리 일어난다.

셋째, 요산의 중화 작용 중 만들어 진 칼슘과 요산 결정체들이 체내 곳곳에 정체되면 통풍, 관절염, 류머티즈, 동맥경화증, 부종, 요통, 백내장, 담석증 등의 질병이 오기 쉽고 피부가 빨리 늙는 노화 현상이 나타난다.

넷째, 육식을 과식하면 쉽게 흥분하고 머리가 무거워지는 느낌을 받는다.

이것은 육류에 포함된 흥분성 물질인 퓨린염기가 흡수되거나 고기의 단백질이 분해되어 독소가 생겨나기 때문이다.

다섯째, 동물성 단백질이 지닌 아미노산은 분해 과정에서 각종 부패 산물인 질소 화합물(아민, 암모니아, 페놀, 유화수소 등)을 만들어 낸다.

여섯째, 혈액의 산성화로 인한 체질의 산성화는 심각한 배설 장애를 일으킨다.

배설 기능을 관장하는 신장은 알칼리성 조건 하에서 활발하게 운동하는 장기이므로 육식에 의해 피가 산성화하면 현저한 신장의 기능 저하를 가져온다.

일곱째, 핏속에 쌓이는 이상 노폐 산물은 점막을 자극하여 비정상적인 점액 분비(예를 들어 담 같은 것)를 불러일으키거나 조직 세포에 염증 또는 신체 조직의 일부가 기능을 잃게 되는 괴저를 일으키기 쉽다.

여덟째, 동물성 포화 지방이 혈액 중에서 침전되어 혈관벽에 침착되면 혈액의 통로가 좁아지고 혈액의 흐름이 원활하지 못하게 되어 동맥경화증, 고혈압, 중풍, 뇌혈전, 협심증 등을 유발한다.

아홉째, 육식 위주의 식생활은 많은 종류의 암을 유발하는데 그중 가장 주목할 만한 것은 결장암, 유방암, 자궁암, 난소암, 전립선암, 폐암 등이다. 고기를 숯불에 구우면 기름이 타면서 발암성 물질인 벤조피린이 생성되는데 고기 한근을 구워

요산

산성화

독소

변비

면역성

발암 물질

먹으면 담배 400개피를 피운 것과 같다고 한다.

열번째, 육류에는 장의 운동을 원활하게 하는데 필수적인 섬유질이 없기 때문에 변비를 유발하고 장내 부패를 일으킬 수 있다.

열한번째, 세균에 쉽게 감염된다. 동물이 죽으면 즉시 부패균의 증식이 시작되는데 1g의 육류 속에는 3000만에서 1억 이상의 세균이 있다. 동물은 인간보다 11배나 강한 위산을 분비하기 때문에 이런 세균의 해를 입지 않을 뿐이다.

11 삼백 三白 / 흰쌀밥이 안좋은 이유

얼굴에 생기가 돈다는 말이 있다. 생기란 생명력 있는 기운을 뜻하는 말인데 이런 생명력은 생명력이 있는 음식을 먹어야 생긴다. 생명력이 있는 음식으로 대표적인 것이 바로 효소가 그대로 살아있는 씨눈이다.

각종 곡식의 씨눈에는 효소가 살아있기 때문에 각종 영양소를 함유하고 있는 것은 물론이고 비타민과 미네랄이 풍부해서 적게 먹어도 왕성한 활력을 주는 에너지 효율의 극대화가 이루어진다. 그런데 우리의 주식인 쌀을 예로 들어보면 대부분의 사람들은 아무 생각 없이 씨눈을 제거한 흰쌀을 먹고 산다. 벼를 수확해서 겉껍질만 벗기고 쌀겨층이나 씨눈이 그대로 남아있는 쌀은 현미고 이 현미를 다

백미가 해로운 7가지 이유

1 비타민 B 결핍으로 체내에서 완전 연소가 되지 않아 노폐물을 다량 만들고 혈액을 산독화시킨다.
2 백미는 점도가 강해서 소화될 때 위장에 큰 부담을 준다.
3 칼슘과 인의 비율이 1 : 25로 과량의 인 때문에 몸이 산성화된다.
4 섬유질이 거의 없어 변비에 걸리기 쉽다.
5 백미밥은 위에 머무르는 시간이 길기 때문에 위 압박감과 위장병의 원인이 된다.
6 현미밥에 비해 과식하기가 쉬워 위확장, 위하수, 비만의 원인이 된다.
7 백미는 혈당값의 상승이 빠르므로 지나친 인슐린의 분비를 가져오고 저혈당이 될 위험이 크다.

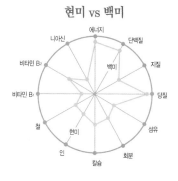

현미 vs 백미

에너지 · 단백질 · 지질 · 당질 · 섬유 · 회분 · 칼슘 · 인 · 철 · 비타민 B₁ · 비타민 B₂ · 니아신 · 백미 · 현미

현미 vs 백미

			현미	백미
에 너 지		kcal	351	356
수	분	g	15.5	15.5
단 백 질		g	7.4	6.8
지	질	g	3.0	1.3
탄수화물 당 질		g	71.8	75.5
	섬 유	g	1.0	0.3
회	분	g	1.3	0.6
무 기 질	칼 슘		10	6
	인		30.0	140
	철		1.1	0.5
	나 트 륨		2	2
	칼 륨		250	110
비 타 민	A		0	0
	B_1	mg	0.54	0.12
	B_2	mg	0.06	0.03
	니 아 신	mg	4.5	1.4
	C	mg	0	0

시 도정해서 껍질과 씨눈을 제거한 것이 백미다. 백미는 벼의 배유 부분만 남기고 영양분은 물론 생명력의 원천인 씨눈과 섬유질이 풍부한 쌀겨가 깎여진 상태로 되어있다.

현미의 씨눈에는 그 식물의 생명체를 탄생시키기 위해 필요한 영양분(비타민 B_1 과 B_2, 당질, 단백질, 지방질, 미네랄, 섬유질 등)이 골고루 함유되어 있다. 이를 백미와 비교해보면 섬유질은 3배 이상, 비타민 B_1은 4배 이상, 비타민 B_2는 2배, 인과 철분도 2배 이상이 많다. 이런 영양소는 씨눈 66%, 쌀겨 29%, 배유 부분 5%가 분포되어 있다. 그런데 현대인들은 수확한 쌀의 겉껍질은 물론 쌀겨층까지 매끈하게 깎아내버린 백미를 먹는데 씨눈과 쌀겨를 제외하고 5%의 백미를 먹는다는 것은 단지 맛을 위해서 나머지 95%의 영양소를 포기하는 것이나 마찬가지다. 간혹 현미에는 농사지을 때 쓰이는 농약이 잔류해 있을 위험이 있지 않느냐며 기피하는 사람들이 있는데 현미에는 키친산이라는 성분이 들어있어서 농약을 자가 분해시킬 수 있는 훌륭한 식품이다. 양보다 질이라는 사람도 있고, 질보다 양이라고 외치는 사람도 있다. 그러나 먹거리에 있어서만은 절대적으로 양보다 질이 우선되어야 한다. 그것은 먹거리가 건강과 직결되어 있기 때문이다.

12 삼백 三白 / 흰밀가루가 해로운 이유

두부나 콩나물, 식용유 등을 만드는데 사용하는 수입콩(대두)과 제분하여 밀가루를 만드는 소맥은 거의 전량을 수입에 의존하고 있는 대표적인 농산물이다. 국내 밀자급률은 1%도 안되는 실정이라고 한다. 수입밀은 재배나 유통, 보관 과정에서 당연히 다량의 농약과 방부제가 살포되고 다시 한번 가공을 거치는 과정에서 인체에 해로운 유해 첨가물들이 들어간다.

어떤 곡물이든 씨눈과 겨가 제거되면 단백질, 지방, 탄수화물은 물론 다량의 미네랄과 비타민, 특히 비타민 B 복합체와 비타민 E를 잃게 된다. 밀도 마찬가지다. 연구에 의하면 겨가 씻겨나가면서 섬유질이 가득한 6겹의 껍질을 잃게 되고 미네랄은 50%, 특히 마그네슘은 98%, 철분은 80% 이상 감소된다고 한다. 단백질을

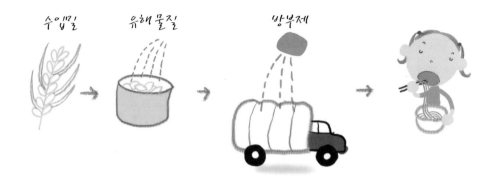

수입밀　유해물질　방부제

만드는 필수 아미노산(특히, 리신과 트립토판)도 줄어든다. 몸이 신진 대사를 하기 위해서는 전분과 함께 미네랄이라는 존재가 반드시 필요하다. 비타민과 미네랄은 마치 산소와 같은 존재로 이것들이 없으면 연료가 탈 수 없고 효율도 현저하게 떨어진다.

밀은 표피 15%, 배유 83%, 배아 2%로 구성되어 있는데 2%밖에 안되는 배아 부분에 비타민과 미네랄이 풍부하게 들어있다. 일단 껍질이 벗겨지는 가공을 거친 밀의 다음 과정은 가루로 만드는 것이다. 그런데 이 과정에서 원래 밀이 가지고 있던 갈색을 없애기 위해 크롤라인 이산화물이라는 표백제를 첨가한다. 이 표백제는 비타민 E를 파괴하고 성장에 중요한 아미노산인 메티오닌과 배합하면 아주 위험한 합성물이 될 수 있다.

밀가루로 만드는 것은 여러가지가 있겠지만 그중 가장 대표적인 것이 빵이다. 그런데 밀가루의 가공 과정에서 반죽을 할 때 빵을 부드럽게 하고 반죽이 잘되도록 만들기 위해 인공적인 산^{acids}을 첨가한다. 또 필수적으로 들어가는 것이 염분과 곰팡이 억제제로 사용되는 첨가물이다. 그야말로 처음부터 끝까지 농약과 방부제와 첨가물로 뒤범벅되어 있는 것이 흰밀가루와 그것의 가공물이라는 점을 잊어서는 안된다.

13 삼백 ≡白 / 흰설탕이 몸에 좋지 않은 이유

인류가 개발해낸 최초의 천연 감미료인 설탕은 사탕수수에서 추출한 당즙의 불순물을 걸러내서 만든다. 예전에는 꿀을 단것 중의 최고로 쳤다. 설탕이 나오기 전에는 대추나 감초 같은 천연 재료를 썼고 식혜나 조청, 엿 등을 통해 당분을 섭취할 수 있었다. 엿기름물을 밥에 부어 삭힌 것이 식혜고 이 식혜를 하룻밤 내내 고은 것이 조청이다. 조청 역시 한나절 이상을 고아야 엿이 되는 걸 보면 당분 섭취를 위한 과정이 꽤 길고도 어렵다는 것을 알 수 있다. 이것은 다시 말하자면 당분 과잉이 될 염려가 애초부터 없다는 얘기다.

우리나라에 설탕이 대량으로 보급된 것은 해방 이후 미군이 진주하면서부터인데 1960년대에는 명절 선물로 가장 인기있는 상품이 바로 설탕이었다. 1965년 백화점에 6kg 설탕이 780원에 판매되었다는 기록이 있는데 이후 설탕, 조미료, 밀가루 등은 한동안 폭발적인 인기를 얻었다. 그 과정에서는 설탕에 대한 인식이 올바로 세워질 리 없이 우리의 식탁에 파고들었다고 할 수 있다.

설탕이 뇌에 필요한 영양 성분 중의 하나인 것은 사실이지만 흰설탕이나 초콜릿 같이 가공된 당분은 오히려 뇌를 피곤하게 만든다. 설탕이 많이 함유된 식품을 자주 먹으면 혈액 중의 혈당량이 많아지면서 자동적으로 인슐린의 양도 많아져 고인슐린 혈증이 된다. 이렇게 인슐린의 양이 많아지면 도리어 혈당은 일정치 이하로 떨어지면서 저혈당 상태가 된다. 저혈당의 대표적인 증상은 집중력을 떨어뜨린다는 것이다. 정신 집중이 안되고 기분이 안정되지 않은 상태가 되면서 뭔가를 잘 참지 못하고 화를 내거나 기억력이 떨어지기도 한다. 혈당이 부족하면 공복일 때 식욕이 매우 강하게 나타나고 근육통이나 심장의 고동이 빨라지는 등의 신체적 증상을 느끼기도 한다. 기록에 따르면 정신 분열증 환자의 67%가 저혈당 증세를 보인다고 한다.

설탕이 우리 몸에 들어가 완전히 연소되지 않을 때의 문제는 더욱 심각하다. 설탕이 불완전 연소되면 체내에서 중성 지방으로 변하는데 중성 지방은 피하 지방의 주성분으로 설탕과 알코올에서 만들어진다. 중성 지방이 체내에 과잉으로 축적되면 비만은 물론, 지방간, 심근경색, 동맥경화증, 중풍, 당뇨병을 일으킬 수 있다. 거의 육식을 하지 않는데도 고혈압과 동맥경화증에 걸린 사람들이 많은데 이는 설탕 섭취와 관계가 많다.

설탕처럼 정제한 식품을 많이 먹으면 췌장의 인슐린이 고갈되어 동맥벽에 포함된 인슐린까지 동원되고 이렇게 되면 동맥벽 세포 내에 지방 변성이 일어난다. 설탕은 과당과 포도당으로 분해되어 흡수되는데, 최근의 연구에 의하면 설탕 자체로 흡수되어 작은 알맹이로 혈관 내를 피와 함께 돌아다니다가 혈소판에 흡착되어 혈전을 생성하고 순환을 방해하게 되므로 심근경색의 원인이 된다.

또, 당분이 위에 들어오면 위의 연동 운동이 일정시간 멈추고 음식물이 잠시 위에 정체되는 당반사가 일어난다. 이렇게 되면 위근육이 이완되어 위가 힘이 없어 연동 운동을 할 수 없으므로 위의 내용물이 장으로 가지 않고 오랫동안 위 속에 정체해 있어서 그 무게 때문에 위하수가 되는 것이다.

사실 우리가 직접적으로 설탕을 먹는 양은 얼마되지 않는다. 문제는 우리가 평소에 먹는 수많은 가공 식품에 보이지 않는 설탕과 인공 감미료가 포함되어 있다는 것이다. 점점 가공 식품의 섭취가 늘어나고 있는 요즘에는 설탕으로 인한 문제점이 더욱 심각하다고 할 수 있다.

1 4 감미료? 입에 달고, 몸에 쓰고 …

설탕의 폐해들이 대중화되면서 사람들은 이런 점을 보완한 새로운 감미료를 원하게 되었고 그래서 등장한 것이 사카린이나 아스파탐, 스테비오사이드 등과 같은 인공 감미료들이다. 설탕의 소비는 점점 줄고 있는데 반해 과자나 음료, 커피 등 인공 감미료가 포함된 제품들에 대한 소비는 여전히 줄지 않고 있다. 여기에 인공 감미료에 대한 무지와 오해가 있다. 처음 인공 감미료가 등장할 때는 설탕의 부작용을 보완한 대단한 물질로 각광을 받았다.

설탕처럼 단맛도 나면서 살도 안찌고 충치도 예방할 수 있는 무설탕, 저칼로리의 환상적인 결과물인 줄 알았기 때문이다. 스테비오사이드와 아스파탐은 설탕에 비해 200배 이상의 감미도를 갖고 있지만 설탕에 비하면 칼로리는 거의 제로에 가깝다. 그러나 인공 감미료는 대체적으로 천연의 것이 아니기 때문에 두통, 경련, 감정 변화, 어지럼증, 피로감을 야기하는 등 수많은 문제점을 지니고 있으며 오랜 세월 동안 논란이 되어왔던 사카린의 경우 아직도 발암 물질로 의심받고 있다.

다이어트용 청량 음료나 인스턴트 커피, 각종 인스턴트 차, 요구르트, 씨리얼, 추잉검, 아이스크림, 사탕 등 수많은 식품들이 이러한 저칼로리 인공 감미료를 함유하고 있다. 사람들은 체중을 줄이거나 조절하고 건강을 증진하기 위해서 이들 제품을 사용한다고 알고 있지만 인공 감미료는 두통, 구토, 불면증, 이명, 피부병을 일으킬 수 있고 심한 경우 시력과 기억력 손상, 자살 충동, 간질, 암까지 일으키는 경우가 있다. 특히 임산부들은 절대로 인공 감미료를 사용해서는 안된다.

사카린 ●● 인공 감미료의 원조격인 사카린은 coal tar가 원료로서 청량 음료나 제과, 간장, 절임 식품 등에 설탕 대용으로 사용되고 있다. 사카린은 설탕보다 500-700배나 높은 단맛을 함유하고 있는데 실험에 의하면 출생 후부터 음식에 5%의 사카린을 첨가한 쥐는 100마리 중 3마리가 방광염에 걸렸다고 한다. 더욱 위협적인 것은 그 쥐의 새끼를 검사한 결과 100마리 중 14마리에서 역시 방광염이 발견되었는데 정상적인 쥐가 방광염에 걸릴 확률이 2% 미만이라는 점을 감안하면 엄청난 수치다.

아스파탐 ●● 설탕보다 무려 180-200배의 단맛을 내기 때문에 씨리얼, 무가당 음료, 청량 음료 혼합물로 많이 사용하고 있는 아스파탐은 아스팔틱산과 페닐알라닌 메탄올로 분해되어 장에서 흡수된다. 고농도의 아스팔틱산은 새끼쥐와 생쥐의 시상 하부에 있는 신경 세포의 파괴를 일으킨다. 이러한 위험은 조미료 MSG $^{mono\ sodium\ glutamate}$가 함유된 식품과 함께 섭취할 경우 더 커질 수 있다. 코카콜라와 펩시콜라 등이 다이어트 음료에 첨가하고 있는 아스파탐은 뇌의 기능과 행동 양식에 영향을 미칠 뿐만 아니라 이를 마시는 사람들에게 더 많은 탄수화물을 섭취하도록 함으로써 다이어트 음료를 마셔도 전혀 다이어트 효과가 없다는 보고도 있다. 아스파탐은 미국 식품의약청 ^{FDA}에 3000여 회가 넘는 고발이 접수된 물질로 유명하다. 중독이 되면 발진, 우울증, 두통, 메스꺼움, 귀울림, 현기증, 불면증, 식욕 상실, 기억력 감퇴, 시력 상실, 발작 등의 증세를 보이는데 특히 임산부는 아스파탐을 함유한 제품을 절대로 피해야 한다.

15 흰소금이 좋지 않다?

1999년 7월말 영국에서는 생후 3개월 된 갓난아이가 성인용 씨리얼을 먹다 사망하는 사건이 발생했다. 당시 문제가 된 레디 브렉 $^{ready\ brek}$이란 씨리얼에는 염분

성분이 9g가량 들어있었던 것으로 밝혀졌는데 이는 영국 의학계에서 갓난아기에게 위험 수준이라는 하루 섭취량 0.5g보다 무려 18배나 많은 양이다. 학계에서는 갓난아기가 하루에 0.5g만 섭취해도 뇌나 심장 등에 치명적인 손상을 입는다고 분석하고 있다. 사건 이후 영국의 한 대형 슈퍼마켓 체인점에서는 소금 함유량을 종전보다 33% 줄인 '저염 돈육 소시지'를 시판하는 것을 시작으로 500여 개의 가공제품의 염분 함유량을 크게 줄여 로솔트^{losalt}라는 로고를 붙여 판매하기도 했다. 특히 우리나라는 김치, 젓갈과 같은 소금에 절인 발효 음식 문화가 발달돼 있고 염분이 거의 없는 쌀을 주식으로 하기 때문에 짠반찬이 입맛에 잘맞아 소금기 많은 음식을 선호하고 있다. 그런데 구미 선진국에서는 적정량의 하루 염분 섭취량을 제시하고 국민의 하루 평균 염분 섭취량에 대한 데이터도 상세히 나와있는 등 이 문제를 상당히 심각하게 받아들이고 있는 반면 우리나라에서는 아직까지 염분의 정확한 평균 섭취량마저 파악하지 못하고 있는 실정이다.

특히 어린이들이나 청소년들은 햄버거나 치킨류 같은 염분이 과도한 패스트푸드나 라면, 비스킷, 스낵, 통조림 같은 가공 식품을 많이 먹는데 이런 음식들에는 상당한 양의 염분이 들어있기 때문에 성인이 된 후 고혈압이나 심장병의 질환에 걸릴 위험성이 크다.

그밖에도 소금의 과다 섭취가 원인이 되어 신장염, 비염, 두통, 비만, 불면증 등의 질병에 걸릴 수 있다. 소금을 많이 섭취해서 세포 외액의 나트륨 이온의 농도가 높아지면 나트륨 이온이 세포 내부로 침입하고 칼륨 이온이 세포 밖으로 쫓겨나는 현상이 나타난다. 이렇게 되면 세포는 칼륨 이온의 결핍으로 약해지며, 오래되면 세포가 죽게 된다. 특히 이런 작용의 영향을 많이 받게 되는 세포가 바로 신장과 심장 세포이다.

소금 자체의 과다 섭취도 문제가 되지만 더욱 심각한 것은 우리가 흔히 먹는 소금이 정제염이나 맛소금이라는 사실이다. 정제염은 바닷물에서 채취한 천일염을 정제한 것이고 이 정제염에 조미료MSG를 섞은 것이 맛소금이다. 바닷물의 염도는 4%인데 짠맛을 내는 이 4%를 따로 뽑아서 원래 있었던 수십가지 광물질을 제거하고 표백제를 넣어 만든 것이 우리가 흔히 먹는 소금인 염화나트륨, 곧 정제염이다. 천일염과 정제염을 비교하자면 공기 중의 질소와 요소 비료의 관계와 같다고 할 수 있다. 공기 중의 78%나 차지하는 질소는 아무리 마셔도 상관없지만 그것을 요소 비료로 만들어 먹으면 사람은 죽는다.

천일염은 공기와 같은 것으로 몸에 해롭지 않다. 우리 몸의 전해질 농도는 0.9% 소금물로 천일염의 성분으로 맞춰져야 한다. 전해질 농도가 맞으면 우리 몸의 pH가 유지된다. 그 예로 간염 바이러스는 산성에서 포진을 하는데 전해질 농도가 맞지 않는 사람은 B형 간염에 잘 걸린다. 이를 치료하려면 전해질 농도의 균형을 맞춰주는 것이 우선이다. 약산성이던 체액을 약알칼리로 해주면 간염 바이러스는 없어지게 되어있다. 소금을 하루 3g 덜 섭취해서 최대 혈압이 3mmHg 정도 낮아지면 고혈압에 걸릴 위험이 15% 줄어든다는 연구 결과도 나와있고 미국심장협회의 연구 결과 소금을 덜 먹어 최저 혈압을 2mmHg정도 낮추면 뇌졸중에 걸릴 위험 15%, 심장병에 걸릴 위험은 6% 감소한다고 한다. 과다한 소금 섭취는 고혈압, 뇌졸중, 위암, 식도암의 원인이 되고 울혈성 심부전, 골다공증, 부종, 신장 및 간장병을 악화시킨다.

소금으로 간을 맞춘다는 말은 간肝의 농도에 맞춘다는 의미인데 간에 맞지 않으면 우리 몸에서 독이 되기 때문에 소금을 먹을 때는 그와 비례한 일정량의 물을 마시는 것이 중요하다. 최근에는 정제염의 해로움이 많이 알려지면서 천일염을 가공해서 사용하는 사람들이 늘어나고 있다. 가정에서 천일염을 이용하려면 소금을 질그릇이나 대나무 소쿠리에 담은 다음 그 위로 생수를 끼얹는다. 이 과정을 여러 차례 반복하면 독성 물질이 물에 씻겨 없어지거나 질그릇의 무수한 구멍으로 스며들어 빠져나간다. 단지 맛이 좋고 간편하다는 이유로 정제염이나 맛소금을 사용할 것이 아니라 매우 많은 요리에 사용되는 기본 양념인 소금 하나만이라도 제대로 알고 먹는다면 우리 몸의 독소를 조금이라도 제거할 수 있을 것이다.

천일염과 흰소금의 내용물 분석

성 분	천 일 염	흰 소 금
염화 나트 륨	84%	97.5%
표백제, 습기 방지제	0%	2.5%
84가지 광물질	16%	0%

1 6 인스턴트, 가공 식품은 왜 나쁠까?

일본인 유명 언론인인 니시마루 신야는 저서 《41세 수명설》에서 일본의 전전 세대가 모두 사망하고 1945년 이후에 태어난 전후 세대가 일본을 완전히 채우는 시대가 오면 현재 평균 수명 80세를 육박하는 세계 최장수 국가인 일본인의 평균 수명은 41세가 될 것이라고 했다. 그는 이런 주장의 이유를 전후 세대의 음식에서 찾고 있 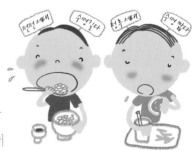 다. 전전 세대들이 보리밥과 같은 아주 거친 음식을 위주로 소식한 반면 전후 세대들의 주된 먹거리는 빵이나 햄버거, 피자, 우유, 버터, 치즈 같은 서양식으로 장수와는 거리가 먼 음식들이기 때문이라고 한다. 우리나라도 역시 70년대 이후의 세대가 전체 국민을 구성하는 시대가 오면 지금보다 평균 수명이 줄어들지도 모른다. 실제로도 환자들을 만나보면 40세 이상 되는 사람들이 암이나 당뇨, 고혈압 등의 질병에 걸린 경우와 40세 미만인 사람들이 같은 질병을 앓고있는 경우 질병의 진행 속도가 매우 다르다. 나이가 어느 정도 드신 분들은 특별히 항암제나 수술, 방사능 요법 등을 쓰지 않아도 병세가 비교적 완만하게 진행되는 데 비해 2,30대의 젊은 환자들은 병의 진행 속도가 갑자기 빨라지는 일이 자주 일어난다. 그 이유는 식생활의 차이에서 찾을 수 있다.

요즘 아이들은 생일 잔치를 패스트푸드점에서 한다고 한다. 그곳에서 지방이 듬뿍 들어간 고기 반죽을 끼워넣은 햄버거, 기름에 튀겨낸 닭고기, 소금이 잔뜩 뿌려진 감자 튀김, 콜라, 토마토 케첩 등등. 무엇하나 해롭지 않은 것이 없다. 동물성 단백질과 동물성 지방, 과다한 소금과 당분은 물론이고 가공 과정에서 첨가된 화학 조미료와 각종 첨가물 또한 건강에 치명적인 독뿐인 것이다.

그리고 이제는 현대인들에게 빼놓을 수 없는 친구가 되어버린 즉석 식품은 또 어떤가? 즉석 식품 중의 하나로 가장 인기있는 컵라면은 얼마 전 용기에서 환경 호르몬(내분비계 장애 물질)이 검출된다고 해서 크게 사회 문제가 되었던 적이 있다. 컵라면 용기의 90%는 발포스티로폼으로 제조되어 있는데 그 원료는 발암성이 있는 스틸렌이라는 환경 호르몬이다.

컵라면은 물론 즉석 어묵, 즉석 카레 등 즉석이라고 이름붙은 상품은 대개 플라스틱 용기나 폴리비닐 포장제로 싸여있어서 가열하거나 전자 레인지에 데우고 뜨거운 물을 부어 먹는 것이 대부분인데 이 과정에서 환경 호르몬이 더 쉽게 용출된다. 음료수와 식품용 캔의 내부 코팅제로 쓰이는 비스페놀 A도 대표적인 환경 호르몬의 하나인데 뜨겁게 데워 먹는 캔커피나 산도가 높은 쥬스에서는 더 많이 녹아나올 수 있다.

1회 용기

환경 호르몬

각종 식품 첨가물 역시 가공 식품에서 빠질 수 없는 것으로 이미 우리 생활 깊숙이 파고들었다. 사람들은 인체에 유해한 것은 알고 있지만 당장 먹는다고 무슨 일이 일어나는 것도 아니고 입맛도 길들여져 있어서 습관처럼 먹고 지내는 것이다. 가장 많이 사용되는 식품 첨가물은 다음과 같다.

방부제 ●● 소르빈산칼륨, 프로피온산나트륨, 벤조산나트륨, 살리신산, 디하이드로초산나트륨 같은 방부제는 세균의 성장을 억제하거나 방지하기 위해 첨가하는 화학 물질로 치즈, 초콜릿, 음료수, 칵테일, 고추장, 짜장면, 마가린, 빵, 단무지, 오이지, 생선묵, 햄, 간장 등 거의 대부분의 가공 식품에 사용한다. 발암 물질의 하나로 중추 신경을 마비시키고 출혈성 위염을 유발할 수 있다.

감미료 ●● 단맛을 내는데 사용되는 화학 물질로 청량 음료, 간장, 과자, 빙과류 등에 사용한다. 발암성 물질이며 소화기 및 콩팥 장애를 일으킨다.

화학 조미료 ●● 일명 MSG라고 불리는 글루타민산나트륨은 패스트푸드나 가공 식품, 통조림 식품에 쓰이는 가미제로 빈 속에 3-5g 이상 섭취하면 약 15분 뒤 얼굴 경련, 가슴 압박, 불쾌감 등이 1,2시간 지속될 정도로 독성을 갖고 있다.

착색제(타르 색소) ●● 인공적으로 색을 내게 해주는 물질로 치즈, 버터, 아이스크림, 과자류, 캔디, 소시지, 통조림, 고기에 쓰인다. 간, 혈액, 콩팥 장애를 일으키고 발암성이 강하다.

발색제(아질산나트륨, 아초산나트륨) ●● 색을 선명하게 하는데 사용하는 물질로 수입 고기, 햄, 소시지, 어류 제품에 쓰인다. 헤모글로빈 빈혈증, 호흡 기능 악화, 급성 구토, 발한, 의식 불명, 간암 등을 유발한다.

팽창제 ●● 빵이나 과자를 부풀리게 하는 화학 물질로 빵, 케이크, 비스킷, 초콜

감미료

방부제

살균제

릿 등에 쓰인다. 카드뮴, 납 등의 중금속 함량이 높다.

산화 방지제(BHA, BHT) ●● 기름과 지방, 유제품이 상하는 것을 막기 위해 널리 쓰이며 음식 포장제로도 사용된다. 임신한 쥐에게 이 물질을 투여하면 뇌효소의 활동이 50%나 떨어지는 새끼를 낳는다는 실험 보고도 있을 정도로 신경 자극의 전달에 치명적인 물질이다.

탈색제(아황산 표백제) ●● 색깔을 희게 하는 화학 물질로 과자, 빵, 빙과류에 널리 사용한다. 신경염 및 순환기 장애를 일으키며 위점막을 자극하고 기관지염, 천식 등을 유발한다.

살균제 ●● 어육 제품을 살균하는 화학 물질로 두부, 어육 제품, 햄, 소시지 등을 가공하는데 사용하는데 유전자를 파괴하는 발암 물질이다.

안정제 및 응결제 ●● 고체와 액체가 분리되지 않도록 결합시키는 물질로 아이스크림, 초콜릿, 치즈, 냉동빵, 과일 통조림, 맥주 등에 널리 사용하고 있다.

17 술, 얼마만큼 마시면 나쁠까?

유럽 속담 중에 '바커스는 넵튠보다 많은 사람을 익사시켰다'는 말이 있다. 바커스는 로마 신화에 나오는 술의 신이고 넵튠은 바다의 신이다. 술 때문에 신체적으로나 정신적으로 황폐해지는 것은 동서 고금을 막론하고 공통되는 결과인가 보다. 과다한 음주는 신체의 거의 모든 곳에 악영향을 미친다. 알코올로 인해 야기되는 가장 흔한 질병은 지방간이나 간염, 간경변 등 간과 관련된 질환들이다.

알코올은 간을 지치게 할 뿐만 아니라 중성 지방을 대사시키지 않고 그대로 간에 축적하게 만드는 작용을 한다. 술을 마시면 지방 분해가 원활하게 일어나지 않기 때문에 지방이 완전 연소되지 못한 채로 간조직 내에 축적이 되는데 이것이 바로 지방간이다.

이때 단백질도 간에 축적되는데 많은 양의 수분을 보유하게 되므로 간이 비대해지고 부어오르게 된다. 간이 비대해지면서 간내 영양소 및 산소 분포가 원활하지 못해 간세포의 괴사가 일어나게 되고 오랜 시간 동안 간세포가 괴사되어 결국 간기능이 퇴화되면 정상 간조직은 점차 섬유성 결체 조직으로 교체되고 신축성을 잃으면서 간경변이 생긴다.

지방간, 간경변, 간암 등의 간장병을 비롯해서 그외 위염, 췌장염, 식도염, 식도암, 위암, 구강암 등의 소화기 질환, 당뇨병, 심장병 등이 과음에 의해 유발될 수 있는 질병들이다.

미국 질병통제센터CDC는 알코올 중독으로 인한 직·간접적인 사망 요인은 식도암 75%, 만성 췌장염 60%, 구강암, 인후암, 후두암, 간경변 등은 각 50%, 급성 췌장염은 42% 순으로 높다고 분석한 바 있다. 음주는 신체도 망가뜨리지만 정신을 황폐화시켜 더욱 문제다. 불안, 초조, 우울감, 죄의식, 공격적 언행, 도덕감 상실, 의지력 약화, 자기 불신, 자기 혐오, 후회감 등이 나타난다.

술과 삼겹살을 함께 먹을 경우, 알코올과 동시에 삼겹살의 지방질이 몸 속에 들어오게 되는데 지방질은 분해 우선 순위를 알코올에 빼앗긴다. 이때 미처 분해되지 못한 지방질은 유리 지방산이 된다. 지방질이 간에서 분해되지 않고 간에 남아 지방간이 되거나 핏속으로 들어가 녹아있게 되는 고지혈증이 된다.

흔히 흡연이 음주보다 해롭다고 하는데 이는 사실이다. 사실 흡연이 몸에 안좋다는 것은 더이상 말할 것도 없다. 우리나라 성인 남성의 65% 가량이 흡연을 하고 있는데 하루에 담배를 2갑씩 피우면 그렇지 않은 사람에 비해 폐암에 걸릴 위험이 15-25배 높다고 한다. 게다가 19세 이전에 흡연을 하는 사람은 이후에 담배를 피운 사람보다 심장병에 걸릴 위험이 2배나 높다. 흡연자는 비흡연자에 비해 동맥경화증의 발병 위험이 8배, 당뇨병에 걸릴 위험은 2배 높다.

흡연이 해롭다는 것은 새삼 재론의 여지가 없고 다만 미국에서 흡연으로 인한 폐암 사망자만 1년에 35만 명이나 된다는 사실과 함께 다른 피해를 정리해 본다.

1 담배 한 개피는 8분의 수명을 단축시킨다.

2 하루 한 갑의 흡연은 1년에 한달, 두 갑의 흡연은 12년 내지 16년의 수면을 단축한다.

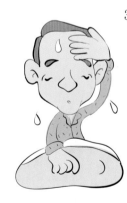

3 한 개피의 담배는 심장 박동을 20-25번 증가 시키고 혈압을 올린다.

4 담배에는 타르를 포함하여 약 4,000여 종류의 독소를 담고 있다.

5 하루 한 갑의 담배는 보통 사람들에게 하루 필요한 비타민 C 500mg을 빼앗아간다.

6 담배 한 개피를 피우면 핏속에 일산화탄소가 증가하여 산소를 부족하게 하고 이것을 다시 정상으로 돌이키는 데는 6시간이 필요하다.

7 흡연으로 약해진 면역 기능을 회복하는 데는 3개월이 소요된다.

8 흡연은 골다골증의 원인이 된다.

9 흡연은 두통의 원인이 된다.

10 흡연은 여성의 폐경을 앞당기고 남성의 정자 활동을 약화시킨다.

1 ㅋ 입에 단 청량 음료, 몸에 해롭다

청량 음료는 흰설탕과 인성분이 다량으로 함유되어 있어서 체내 칼슘 성분을 소모시켜 골다공증, 고혈압, 가벼운 중풍, 파킨슨병, 치과 질환 등을 유발한다. 미국에서 조사한 바에 의하면 콜라, 사이다 같은 소프트 드링크 200㎖에는 12숟가락에 해당하는 양의 설탕이 들어있으며, 또한 인이 다량 함유되어 있다고 한다. 인은 뼈를 이루는 칼슘을 손상시킬 뿐만 아니라 신장 결석증 같은 질병을 일으킨다. 콜라를 습관적으로 과다하게 마시다 보면 점차적으로 콜라에 들어있는 인이 뼈의 칼슘을 빠져나오게 하고, 그 칼슘이 핏속에 섞여 몸 안에서 돌다가 마지막에 걸러지는 콩팥에서 딱딱하게 결석 상태가 된다. 이렇게 칼슘이 다 빠져나와 뼈에 구멍이 생기면서 골다공증에 걸리게 된다.

청량 음료는 죽은 물과 과량의 설탕, 인공 감미료, 탄산, 방부제, 인공 색소의 합작품이다. 특히 요즘 젊은이들은 콜라를 물 대신 마시는데 콜라에 함유된 카페인은 중추 신경 흥분제나 다름없어서 생쥐의 복강에 콜라 15cc를 주사하면 하루만에 모두 죽고 매일 1cc씩 주사하면 한달 내에 중추 신경 마비, 탈모, 혈압 강하, 호흡 억제로 모두 사망에 이른다는 연구 결과가 나와있다. 외국에서는 어릴 때부터 설탕과 콜라 같은 소프트 드링크를 과다하게 먹는 사람들이 많아서 나이가 50세만 넘어도 골다공증을 보이는 사람들이 많다. 이런 사람들은 뼈에 힘이 없어 작은 충격에도 쉽게 뼈가 부러진다.

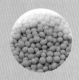

part 3

좋은 재료로 만든 좋은 건축물은 수명이 길뿐더러 사람의 몸에 좋은 기운을 불어넣는다. 우리 몸을 이와 같은 건축물에 비유한다면 '먹거리'는 우리 몸을 건축하는데 필요한 건축 자재building material와 같다. 그렇다면 우리 몸을 훌륭한 건축물로 만드는 좋은 자재, 즉 좋은 음식은 어떤 것들일까. 우리 몸을 가장 훌륭한 건축물로 만드는 최고의 자재는, 늘 가까이에 있는 '곡식과 채소'이다. 사소하게 보이는 이 '곡식과 채소'가 왜 가장 좋은 음식인지 차근차근 알아보기로 하자.

흔히 자연식이라고 하면 뭔가 특별한 것으로 잘못 알고 있는 분들이 의외로 많다. 자연식은 말 그대로 자연식이지 율법식은 아니다. '자연식'에서 '자연'이라는 말은 두가지 뜻을 담고 있다. 첫번째 의미는 자연 그대로를 먹는 것이다. 자연 그대로는 태양 에너지와 지구 에너지가 그대로 농축되어 있는 상태를 말한다. 모든 생명체를 유지하는 근본적인 힘은 에너지에서 오는데 이 에너지의 근원은 바로 태양이다. 어릴 적에 돋보기로 햇빛을 점처럼 작아질 때까지 모아서 종이를 태우는 놀이를 하곤 했었다. 그런데 우리 몸은 햇빛을 모을 수 있는 돋보기와는 달라서, 태양 에너지를 직접 이용할 수 있는 경우란 비타민 D가 합성되는 것 말고는 거의 없다.

반면에 식물체는 태양 에너지와 지구 에너지를 1차적으로 직접 받아쓰는 광합성 작용을 하는데 광합성 작용에 의해서 만들어 지는 1차 산물은 탄수화물이다. 그러므로 탄수화물이 주원료인 곡식, 곧 씨앗과 열매는 농축된 태양 에너지와 지구 에너지라고 할 수 있다. 따라서 씨앗과 열매를 섭취하면 움직일 수 있는 힘이 생기고, 재생산할 수 있는 힘이 생긴다.

태양 에너지가 생명을 지탱해나가는 근원적인 힘인 것처럼 씨앗과 열매는 우리가 힘을 얻고 활동하는데 필요한 에너지를 주는 근원이기 때문이다. 한방에서는 에너지를 기氣라고 하는데 어르신들이 자주 말하는 곡기穀氣라는 말은 바로 곡식에 스며든 태양 에너지를 뜻하는 것이다. 이처럼 자연 그대로를 먹는다는 것은 태양 에너지와 지구 에너지가 농축된 상태로 먹는 것, 삶거나 찌거나 볶거나 굽거나 튀기지 않고 날것이면 날것대로, 원래부터 있던 처음의 상태로 먹는 것이다.

사람이 태양 에너지와 지구 에너지의 농축물인 씨앗과 열매와 채소와 나무를 산소와 함께 섭취하면 몸 속에서 여러가지 신진 대사가 일어난다.

똑같은 음식을 산소와 함께 소나 돼지가 먹는다고 해도 소 돼지의 몸 안에서 신진 대사를 일으키고 에너지를 만들어 준다는 원리는 사람과 다르지 않다. 그런데 우리가 육식을 섭취하는 것은 씨앗과 열매, 채소와 나무가 소나 돼지의 몸 속에 들어가 이미 신진 대사를 한번 거치면서 생겨나는 에너지이므로 다시 말하자면 '재생 에너지'에 불과하다.

육식을 즐긴다는 것은 이런 재생 배터리를 쓰고 있는 것과 같다. 재생 배터리를 쓰면 힘이 생기겠는가. 손전등에 금방 새로 산 배터리를 넣었을 때와 이미 사용하던 배터리를 끼웠을 때 어느 쪽의 불빛이 환한지 비교해보면 쉽게 이해가 될 것이다. 자연식에서 자연이라는 말이 뜻하는 두번째 의미는 자연스럽게 먹어야 한다는 것이다. 일단 사람의 손을 거쳐서 가공이 된 재료는 자연식으로서의 가치를 상실한 것이나 마찬가지다. 가공 식품은 육류 외에도 꼭 알아두어야 할 재생 배터리의 하나다.

인삼을 예로 들자면 인삼을 가공한 것으로는 건삼, 홍삼, 인삼차, 인삼 엑기스, 정제, 정과 등 여러가지가 있다. 인삼이라고 하면 으레 다 좋은 것으로 생각하지만 이중에서도 인삼의 에너지를 가장 잘 받아들일 수 있는 이상적인 방법은 있는 그대로 수삼으로 먹는 것이다. 인삼에서 가장 중요한 성분은 항암제로 알려진 알칼로이드와 사포닌인데 일단 열을 가하면 이 성분들이 사라진다. 마늘을 삶거나 굽는 등 열을 가하면 마늘의 중요한 성분인 알리신이 날아가는 것과 같은 이치다. 인삼을 말린 건삼 역시 수삼보다는 못하며 홍삼은 건삼에서 파괴되는 사포닌을 최소화할 수 있는 가공 방법이지만 역시 삶아서 말리는 것이기 때문에 수삼보다는 못하다. 인삼 엑기스는 고아서 농축한 것이며 정제는 인삼을 가루로 만든 것이다. 결국 인삼이 온전하게 살아있는 상태는 가공하지 않은 수삼밖에 없다. 인삼과 산삼의 차이는 알칼로이드나 사포닌 성분의 차이뿐 아니라 기※의 차이다. 곡식에 있어서도 가장 중요한 것이 곡기인데 일단 가공을 하면 기는 없어지거나 현저하게 줄어들고 만다. 즉 아주 좋은 인삼을 형편없는 건삼으로 일부러 만들어 먹는 것과 같은 이치다.

태양 에너지와 지구 에너지가 1차적으로 농축된 씨앗, 열매를 가장 이상적으로 먹는 방법은 기가 살아있는 상태로 먹는 것이다. 기가 살아있는 상태의 곡식, 곡기를 섭취하면 사람에게는 생기가 돈다. 육기라는 말을 들어본 적이 있는가. 고기는 아무리 먹어도 생기가 생기지 않는다.

21 엽록소는 우리 몸에서 어떤 일을 할까?

식물이 초록색으로 보이는 이유는 무엇일까? 초등 학교 시험에 자주 등장했던 이 문제의 정답은 '엽록소' 이다. 식물의 세포 안에 들어있는 엽록소라는 물질은 식물이 광합성을 할 때 필요한 에너지를 태양으로부터 받아들이는 중요한 역할을 한다. 말하자면 태양 에너지를 받아들이는 안테나인 셈인데 엽록소는 물과 이산화탄소와 태양 에너지를 촉매로 하여 포도당과 산소로 전환시키는 탄소 동화 작용을 한다. 이렇게 생성된 에너지는 인간에게 가장 훌륭한 먹거리인 씨앗과 열매, 채소와 나무를 만들어 낸다. 그렇다면 먹거리로서의 엽록소는 우리 몸에서 어떤 역할을 할까?

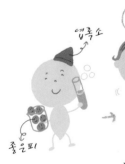

첫째, 조혈 작용을 한다. 양질의 엽록소는 천연 철분 제재라고 해도 과언이 아닐 정도로, 좋은 피를 만들어 낸다. 독일의 세명의 화학자들(리하드, 빌루스, 뎃타 박사)은 엽록소와 헤모글로빈과의 관계를 연구했다. 이들의 연구에 따르면 엽록소의 기본 물질 포르피린이라는 원소를 분석한 결과 그 구조가 헤모글로빈과 거의 흡사했다. 헤모글로빈은 혈액의 적혈구 안에 들어있는 일종의 미세한 단백질로서 산소를 운반하는 역할을 한다. 실제로 엽록소는 탄소, 수소, 질소, 산소의 원자들이 한개의 마그네슘 원자를 둘러싸고 있는데 이 마그네슘이 철로 바뀌는 과정에서 헤모글로빈이 되는 것이다.

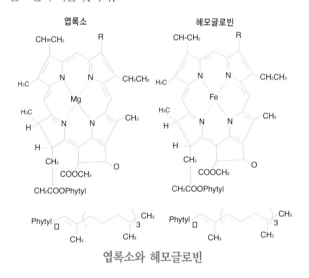

엽록소와 헤모글로빈

또 엽록소 분자가 장에서 분해되어 헤모글로빈 요소의 하나인 단백질과 결합하면 헤마틴과 닮은 것이 되어 적혈구 세포가 증가한다고 한다. 헤마틴은 헤모글로빈의 분해 생성물로서 빈혈에 효과가 있는 성분이다. 헤모글로빈이 부족하면 자연히 혈액으로 산소를 운반하는 능력이 떨어진다. 유명한 스포츠맨들 중에는 흑인이 상당히 많은데 최근의 한 연구에 의하면 흑인들은 선천적으로 넓적다리, 허리, 발목 근육이 타 인종보다 발달돼 있으며 혈액 속의 헤모글로빈이 높아 강한 심폐 기능과 지구력을 갖고 있다고 한다.

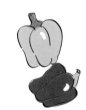

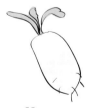

둘째, 효소를 활성화한다. 엽록소에는 생명 유지 물질인 각종 비타민과 미네랄은 물론 아직 인간이 생화학적으로 발견하지 못한 유익 물질까지 함유하고 있어 효소를 만들고 활성화시키는 역할을 한다. 엽록소와 효소의 만남은 생명을 유지할 수 있는 근원적인 힘이라고 할 수 있다.

셋째, 섬유질이 풍부하다. 섬유질이라는 말은 우리에게 꽤 친숙한 용어가 되었다. 비만한 사람이나 변비가 있는 사람, 고지혈증이나 당뇨병 등 각종 성인병에 시달리는 사람들의 식사 처방에는 반드시 섬유질이 풍부하게 들어있는 야채와 과일을 많이 먹으라는 말이 들어간다. 섬유질은 그 자체로 영양가는 없지만 마치 스폰지처럼 수분을 빨아들여 대장 운동을 자극하여 변통을 쉽게 하고 변비를 예방하는 것은 기본이고 장 속에서 비타민 B군의 합성을 촉진하고 장내 유독 가스가 발생하는 것을 막아서 대장암 등을 예방할 수 있다. 섬유질은 식물의 잎에 엽록소와 같이 존재하기 때문에 엽록소를 섭취하게 되면 섬유질까지 동시에 섭취할 수 있다.

넷째, 체질을 개선시켜준다. 체액은 우리 몸 세포의 전해질 농도의 차이에서 구분되는데 산성과 알칼리성으로 나뉜다. 엽록소 속에는 양질의 비타민과 무기질이 많이 들어있기 때문에 체액 속의 전해질 농도를 약알칼리성으로 맞춰준다.

다섯째, 해독 작용을 한다. 엽록소는 가장 좋은 천연 해독제다. 육식을 즐기는 사람이나 유난히 입이나 몸에서 냄새가 심한 사람이 야채즙을 상복하면 몸에서 나던 냄새가 다 없어지는데 이는 야채 속에 들어있는 엽록소 때문이다. 그밖에도 엽록소는 감염을 예방하고 화농을 방지해주며 진통 작용을 한다. 또한 엽록소의 일종인 클로로필린은 태운 육류나 담배의 타르에 다량 함유된 발암 물질인 벤조피렌이 세포 내에 흡수되는 것을 방해해서 암세포의 발생을 억제하는 작용을 한다.

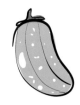

22 생식이란 무엇일까?

건강한 먹거리에 대한 사람들의 관심은 너무나 커서, 웬만큼 무지한 사람이 아니라면 육식 위주의 식사나 흰쌀, 흰설탕 등의 정백 식품, 가공 식품이 몸에 좋지 않다는 것쯤은 다 알고있다. 주부들 중에는 신문 기사를 오리거나 텔레비전 프로의 내용을 요약해서 부엌 식탁에 붙여두고 '야채와 채소를 많이 먹어야 한다', '비타민과 섬유질이 풍부한 음식이 암을 예방한다'는 등의 수칙을 부지런히 지키고 있는 분들도 꽤 많다.

그런데 모든 건강 식사 중에서 가장 적극적으로 질병에 대항하고, 우리 몸이 원천적으로 가지고 있는 자연 치유력을 최대화하는 방법은 바로 생식을 하는 것이다. 생식은 생곡식, 생야채, 생과일을 살아있는 상태, 즉 생명력이 있는 상태로 먹는 것을 말한다. 죽은 음식은 생명을 살릴 수가 없는 것, 물 한모금을 마시더라도 이 생각을 떠올릴 수 있다면 건강해지는 것은 그다지 어려운 일은 아니다.

옛말에 '병자病者는 염소 한마리를 사서 1년 동안 그 뒤를 따라다니며 염소가 먹는 것만 먹어라'라는 말이 있다. 염소가 먹는 음식이라는 말은 넓은 의미에서 자연 그대로를 자연스럽게 먹어야 한다는 말로 받아들여야 한다. 이것은 화식火食, 과식過食, 육식肉食, 가공 식품을 먹는 것 등과는 반대의 개념으로, 익혀 먹지 않고 너무 많이 먹지 않고 고기를 먹지 않고 몸 속으로 들어가면 독이 되는 첨가물이 섞이지 않은 음식을 먹는 것을 의미한다. 염소의 식사처럼 자연 그대로를 자연스럽게 먹으면 우리 몸 안의 자연 치유력은 향상되고 질병 등에 쉽게 굴복하지 않는 강인한 몸을 만들 수 있다. 그런데 요즘 사람들은 몸에 좋은 음식보다 입에 좋은 음식을 더 좋아한다. 그냥 먹으면 그 자체로 훌륭한 에너지원이 되는 식품들을

65

'맛'이라는 한가지 욕심 때문에 불을 사용해서 익히고 갖가지 음식 첨가물로 맛을 내고 가공을 해서 먹는다. 우리가 흔히 접하는 식품 첨가물의 종류는 무려 320가지나 되고 거기에는 2700여 종류의 독성 물질이 포함되어 있다. 요리할 때 습관처럼 사용하는 화학 조미료나 간편하고 맛있다는 이유로 자주 먹는 햄과 어묵, 아이들이 좋아하는 케이크와 아이스크림 등 우리가 매일매일 먹고 사는 평범한 음식들은 우리 몸 속으로 들어가 직·간접적으로 독성 물질을 몸 안에 쌓아놓는다. 이런 독이 오랜 시간 동안 체내에 축적되면 신진 대사가 제대로 이루어지지 못하게 되고 병이 생길 수밖에 없다.

사실 우리는 몸 안에 자체적으로 훌륭한 정화 시설을 갖추고 있다. 우리가 단지 장기臟器의 하나일 뿐이라고 생각하는 폐와 콩팥, 대장과 소장도 정화 시설이고 피부와 모발, 손톱도 역시 없어서는 안되는 필수 정화 시설이다. 폐는 호흡을 통해서 탄산가스 같은 독가스를 몸 밖으로 내보내는 기체 정화 시설이고, 콩팥은 액체의 정화 작용을 담당하고 있으며 작은창자 큰창자는 고형 물질을 걸러내는 정화 시설이다. 그리고 피부는 땀을 통해 노폐물을 내보내고 모발이나 손톱을 통해서는 우리 몸의 중금속을 내보낸다. 이 정도면 몸 자체가 더할 나위 없는 5중 철통 경비 시스템인 셈이다.

그런데 문제는 이렇게 잘 갖춰진 정화 시설이 처리해야 할 일들이 너무 많아서 고장이 나고 제 기능을 상실해버리는 데 있다. 과식을 하면 정화조가 넘칠 것이 뻔하고 온갖 오염된 음식물들이 들어오니 정화조의 기능을 초과하여 고장나 버리는 지경에 이르는 것이다. 육식을 즐기는 사람은 방귀 냄새나 용변 후의 냄새가 매우 지독한데 이것은 정화조가 넘쳐있을 뿐 아니라 몸 안에 독이 차있다는 증거이다. 병을 고치려면 우선 우리 몸 안에 준비되어 있는 시설 좋은 정화조에 무리를 주지 않는 먹거리를 먹어야 한다. 생식은 우리 몸 안에 원래부터 있었던 정화

시설에 무리를 주지 않으면서 최대한 그 가동 능력을 이끌어내어 몸의 독소를 정화할 수 있는 가장 효과적인 방법이다.

2 3   생식, 채식, 자연식 무엇이 다를까?

생식에는 밥이라는 개념이 없다. 쌀을 익히는 단계가 없기 때문이다. 반찬도 마찬가지로 모든 음식의 재료는 불에 익히지 않고 자연 그대로 날것으로 먹는 것이 생식이다. 이때 육식은 하지 않는데 동물성 식품은 물론이고 생선, 유제품, 알류도 먹지 않는다. 모든 가공 식품과 인스턴트 식품 역시 자연스럽게 생식의 대상에서 제외한다. 채식은 육식을 하지 않는다는 점에서는 생식과 같지만 익힌 음식을 먹는다는 점은 생식과 다르다. 채식주의자들 중에도 생선이나 우유, 달걀, 치즈 등을 먹는 경우가 있고 혹은 먹지 않는 경우가 있다.

자연식이라는 말은 가장 포괄적인 의미를 지니는데 어떻게 보면 가장 애매모호하게 사용되고 있다. 넓은 의미에서 자연식이라고 하면 시중에서 판매되는 가공 식품이나 인스턴트 식품을 먹지 않고 집 안에서 음식을 만들 때도 화학 조미료 같은 첨가물을 넣지 않고 요리를 하는 것을 뜻한다. 시골에 가면 할머니가 차려주시는 밥상처럼 밥과 된장찌개, 손수 기른 채소로 만든 나물 같은 반찬도 어떻게 보면 자연식이라고 할 수 있다. 고기나 생선을 먹지 않는다는 말도 없다. 그러나 필자의 입장으로는 온전한 의미의 자연식은 생식 외에는 없다고 보고 있다. 있는 그대로의 자연스러운 먹거리를 자연스러운 방법으로 먹는 것을 자연식이라고 한다면 불을 사용하여 익힌다는 것 자체가 자연스러움을 파괴하는 행위이기 때문이다.

24 효소, 눈에 보이지 않는 우리 몸의 일꾼

똑같은 상태의 화초가 심어져 있는 화분을 두개 준비해놓고 한쪽에는 수돗물을 주고 다른 쪽에는 끓인 물을 주면 어떻게 될까. 끓인 물을 준 화초가 한달도 못되어 시들시들 말라서 죽고 만다. 물고기가 사는 어항에 주는 물도 마찬가지다. 이것은 죽은 물과 산 물에 들어있는 효소의 차이 때문에 생긴다. 모든 생명 현상은 일종의 화학 반응이다. 그러나 이 화학 반응은 생체 안에 2000종 이상 존재하는 효소 없이는 일어날 수 없다.

만약 우리 몸 안에 소화 효소가 없다면 밥 한끼를 소화하는 데 수십년의 시간이 필요하지만 다행스럽게도 효소의 작용으로 불과 한두시간이면 탄수화물과 단백질이 포도당과 아미노산으로 잘게 분해되어 몸에 흡수된다. 우리 몸에 효소가 부족하면 효소에 의한 신진 대사가 이루어지지 않아 몸이 무겁고 체내에 독소가 발생하게 된다. 연탄이 제대로 타지 못하면 연탄재가 무겁고 독가스가 발생하는 것과 마찬가지 이치다. 체내에서 독소가 발생하는 상태를 오랫동안 방치하면 체내 조직 세포에 노폐물이 축적되어 염증을 일으키게 되고 여러가지 질병으로 이어진다.

효소는 우리 몸에서 분해, 흡수, 산화, 환원의 4단계 작용을 한다. 휘발유가 타야 자동차가 움직이는 것처럼 우리 몸에서도 탄수화물, 단백질, 지방이 타야만 에너지가 발생하는데 탄수화물이 탈 수 있는 온도는 380℃나 된다. 우리 몸이 380℃까지 데워졌을 때 비로소 탄수화물이 타기 시작한다는 말인데 열이 39℃만 넘어도 해열제를 먹고 응급실로 뛰어가야 하는 사람에게는 말도 안되는 수치인 셈이다. 그렇지만 몸 안에서 효소가 작용을 하면 문제는 간단히 해결된다. 효소는 체온이 36.5℃인 우리 몸을 380℃까지 올리지 않고서도 탄수화물, 단백질, 지방을

수돗물 효소 끓인물

태워서 에너지로 바꾸어주는 역할을 하는 것이다. 에너지 발생의 근원인 효소 및 효소 원료는 우리 몸에서 자체적으로 만들어 질 수 없고 단지 음식물을 통해서만 몸 안으로 들어갈 수 있다. 효소가 충분히 들어있는 식품을 섭취해야 한다는 것도 이 때문이다.

우리는 효소 반응으로 살아간다고 할 수 있다. 그런데 효소의 원재료는 단백질로서 열에 약한 단백질의 특성 때문에 거의 대부분의 효소는 55℃ 이상의 열이 가해지면 활성화되지 못하고 죽어버린다. 효소가 충분한 식품을 먹어도 가열해서 먹으면 그 기능을 제대로 다할 수가 없는 것이다.

예를 들어 시래기를 말릴 때 무청을 새끼로 엮어서 처마 밑에 말리면 색이 누렇게 변한다. 그런데 같은 무청이라도 살짝 데쳐서 말리면 푸릇한 색이 그대로 남아있다. 이것은 열을 가함으로써 효소가 불활성화되어 색이 변하지 않는 것이다. 마찬가지로 모든 야채를 가열하면 효소가 불활성화된다.

열을 가한 열매나 씨눈에서는 싹이 나지 않는다. 날콩을 땅에 심으면 싹이 나지만 콩을 삶으면 싹은커녕 고약한 냄새를 풍기며 썩어버린다. 원래 종자의 싹은 배아 부분에서 나는데 삶은 콩도 배아 부분은 그대로 있기는 하다. 그런데 싹이 안난다는 것은 배아를 발아시키는 효소가 죽어버렸기 때문이다. 이처럼 싹이 나는 생명력과 효소는 동일한 것이다. 밥도 효소를 불활성화시킨 것이다. 효소가 불활성화되어 있는 밥을 먹을 때는 10숟가락을 먹어야 생명 활동을 유지할 수 있지만 효소가 살아있는 채로 생식을 하면 한숟갈만 먹어도 충분하다. 효소가 불활성화되었을 때의 에너지 효율과 효소가 살아있을 때의 에너지 효율은 엄청난 차이를 보이는데 불활성되었을 때의 에너지 효율은 20%를 넘어가지 않지만 살아있을 때의 에너지 효율은 85%까지 올라갈 수 있다.

곡식이나 야채나 과일을 열을 가하지 않고 생식으로 섭취하는 것이 좋다는 것도

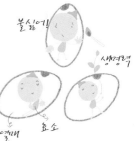

불심이

생명력

열매   효소

살아있는 상태의 효소를 먹을 수 있기 때문이다. 효소는 곡식의 씨눈에 가장 많이 들어있고 엽록소가 함유된 식물의 잎, 줄기, 뿌리, 열매에도 들어있다. 그런데 효소가 살아있는 것은 과일을 제외하고는 전부 맛이 없다. 생쌀과 밥을 비교해보면 이 차이를 알 수 있을 것이다. 곡물 종류를 맛있게 먹는다는 것은 이미 열이 가해져 효소가 불활성화된 것을 먹는 것이라고 보면 된다. 엽록소가 있고 효소가 활성화되어 있는 식품을 먹어야 피가 맑아지고 체질이 개선되며 생명력을 고스란히 이어받을 수 있다.

2 5 발효되는 음식과 부패되는 음식, 무엇이 다를까?

냉장고 속에 들어있던 김치를 밖에다 내놓으면 며칠 못가서 금방 시어진다. 이것은 김치가 초산 발효되는 것으로 '너무 많이 익었다' '팍 쉬어 버렸다' 고 한다. 누구라도 썩었다는 말을 하지는 않을 것이다. 신김치는 처음과 맛은 달라지고 싱싱하지는 않지만 국이나 찌개를 끓여먹는데 아무런 지장이 없고 신김치를 먹었다고 해서 배가 아프거나 탈이 나지는 않는다. 마찬가지로 채소나 과일을 상온에 두고 며칠 뒤에 보면 약간 시들해지긴 하겠지만 썩는 것은 아니다. 하지만 고기를 같은 상태로 며칠 동안 놓아둔다면 어떻게 될까. 완전히 썩어버려서 사람은 물론 동물도 먹을 수가 없게 된다.

썩는 음식은 육류와 가공 식품이 대표적이다. 생선도 마찬가지다. 옛날 시골 장터를 지날 때면 어물전에 내놓은 생선이 썩으면서 악취가 말할 수 없이 심했다. 요즘에는 냉동고나 냉장 시설이 잘 갖추어진 쇼핑 센터가 많아서 잘 모르겠지만 재래 시장에 가서 보면 스티로폼 상자나 얼음 등으로 썩는 것을 막아보려고 애쓰는 것 같은데 그나마 여름철에는 한나절이 지나면 이미 부패가 시작된다. 이렇게 고기나 생선, 가공을 거친 식품들이 썩는 이유는 효소가 없기 때문이다.

화학 비료를 듬뿍 주어 기른 농산물과 가공을 거친 식품도 효소가 많이 부족하다.

현미와 백미를 물에 담가 며칠 동안 살펴보면 현미에서는 싹이 나지만 백미는 썩어버리는 것을 볼 수 있다. 효소를 먹는다는 것은 이렇게 싹이 날 수 있는 것을 먹는 것을 말한다. 그런데 이렇게 싹을 틔우는 생명력을 가진 현미도 열을 가하면 효소가 불활성화되기 때문에 재료 자체가 가진 고유의 생명력을 몸 안에 전해주지 못한다. 현미를 날것으로 가루낸 것과 현미로 지은 밥을 놓고 어느것을 먹겠느냐고 하면 대부분의 사람들은 밥을 선택할 것이다. 이유가 뭔지 묻는 것은 어쩌면 우문일 수 있다. 당연히 맛이 좋기 때문이다. 맛이 좋다는 것은 곧 효소가 파괴되었거나 불활성화되었다는 것을 의미하기 때문이다.

싹은 곧 생명이므로 싹이 날 수 있는 상태의 현미를 먹는다면 몸에 들어가서 썩지 않게 된다. 이것이 바로 현미를 생식하는 것이 왜 좋은가에 대한 답이 될 수 있다.

가공 식품도 마찬가지로 가공 과정에서 효소를 비롯한 영양소, 단백질 등이 변성되어 몸 속에 들어가면 썩어버리는 식품이다. 맛은 좋지만 몸 안에서 썩어버리는 식품과 맛은 좀 떨어지지만 몸 속에 들어가 생명력을 전해주는 식품, 어느 쪽을 택할 것인가 하는 판단은 전적으로 먹는 사람의 몫이다. 무언가를 먹기 전에 한번쯤 겸허하게 생각해보는 것, 바로 건강한 몸을 가질 수 있는 첫걸음이다.

part 4

최고의 자연식인 생식이 아무리 좋다고 하더라도, 제대로 실천하지 못하면 아무 소용이 없다. 하지만 일단 생식을 시작하려면 생각같이 간단하지 않다. 우리의 먹거리들은 오염된 공기와 산성화된 땅, 더러운 물, 게다가 농약과 각종 화학 비료, 오래 보관하기 위해 처리된 약품 등으로 인해 많은 수난을 당하고 있다. 이런 농산물로 생식을 한다면 제대로 된 생식의 효과를 거두기는커녕, 오히려 몸에 해로움을 줄 수도 있다. 그렇다고 스스로 농사를 지을 수도 없는 노릇이니 유해 성분이 없는 생곡식과 생야채를 구하러 다녀야 하는데 그리 쉬운 문제가 아니다. 그리고 어렵게 생식의 재료를 구한 다음에는 생식을 어떻게 해야 효과적인지 알아야 한다. 따라서 이장에서 어떤 생식 재료를 구입해야 하는지, 그리고 그런 재료를 어떻게 섭취해야 하는지에 대해서 알아보기로 하자.

26 왜 유기 농산물 생식일까?

우리나라는 땅덩어리가 좁아 주어진 면적에서 생산성을 극대화하기 위해 어느 정도의 농약을 사용하는 것은 사실상 불가피한 일이다. 1998년 환경부가 발표한 'OECD 환경지표'에 따르면 한국은 논, 밭 등 경작지 평방 km당 연간 농약 1.3t 을 사용해 29개 회원국 평균치 0.2t의 6.5배에 달했고 일본(1.4t)에 이어 2위 를 기록했다. 우리나라의 농약 사용 강도는 특히 농산물 수출국인 미국 (0.2t), 캐나다(0.1t), 덴마크(0.2t), 프랑스(0.4t) 등보다 월등히 높 은 편이다. 이렇게 지나치게 농약에 의존하게 되면 결국 지하 수와 토양을 오염시키게 되고 결과적으로는 환경 파괴로 이어 져 땅은 물론 사람까지 살 수 없게 된다.

야채나 채소도 수확하기 전까지 제초제를 비롯한 살충제와 병충해 방지제를 수차례나 살포한다. 재배 기간을 단축하고 생산비를 줄이기 위 해 성장 촉진제를 사용하는 일도 흔하다.

진정한 생식이 되기 위해서는 인체에 유해한 농약이나 화학 비료, 제초제 등을 사용하지 않은 유기 농산물이어야 한다. 농약이 인간에게 미치는 나쁜 영향들은 차치하고라도 생명력이 죽어버린 땅에서 자란 곡식이나 채소는 이미 생명력을 상실한 것이기 때문이다. 우주의 원리는 천, 지, 인에 의해 이루어지는데 천지의 기운 즉, 천기天氣는 태양에 의해 만들어 지며 인간은 호흡을 통해 천기를 받아들인다. 지기地氣는 곡기穀氣를 통해 인간에게 제공되는데 오염된 땅에서 자라 지기를 잃어 버린 곡식과 채소가 제대로 된 기운을 전해줄 리 없다. 천기와 지기의 화합을 통 해 중용의 상태가 이루어지고 중용이 이루어져야 인간이 질병없이 건강하게 살 수가 있다.

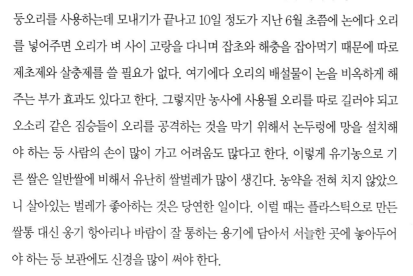

다행히 요즘에는 유기농을 하고 무농약으로 농사를 지으려는 분들이 많아졌다. 유기농 농산물이란 5~7년 이상 농약과 화학 비료를 전혀 사용하지 않은 땅에서 재배한 농산물을 말한다. 벼농사의 경우 제초제를 비롯한 농약이나 화학 비료를 전혀 쓰지 않는 데 대표적인 유기 농업 중 오리 농업은 논 10평당 1마리 이상의 오리를 넣어 쌀농사를 짓는 것이다. 오리 농법에 쓰이는 오리는 일반 집오리가 아니라 청둥오리를 사용하는데 모내기가 끝나고 10일 정도가 지난 6월 초쯤에 논에다 오리를 넣어주면 오리가 벼 사이 고랑을 다니며 잡초와 해충을 잡아먹기 때문에 따로 제초제와 살충제를 쓸 필요가 없다. 여기에다 오리의 배설물이 논을 비옥하게 해주는 부가 효과도 있다고 한다. 그렇지만 농사에 사용될 오리를 따로 길러야 되고 오소리 같은 짐승들이 오리를 공격하는 것을 막기 위해서 논두렁에 망을 설치해야 하는 등 사람의 손이 많이 가고 어려움도 많다고 한다. 이렇게 유기농으로 기른 쌀은 일반쌀에 비해서 유난히 쌀벌레가 많이 생긴다. 농약을 전혀 치지 않았으니 살아있는 벌레가 좋아하는 것은 당연한 일이다. 이럴 때는 플라스틱으로 만든 쌀통 대신 옹기 항아리나 바람이 잘 통하는 용기에 담아서 서늘한 곳에 놓아두어야 하는 등 보관에도 신경을 많이 써야 한다.

부산대 김치연구소의 실험에 의하면 유기 농법으로 기른 배추는 일반 배추에 비해 항암 효과가 월등하다고 한다. 유기농 배추의 경우 항암성 물질로 알려진 카로테노이드의 함량이 35%로 일반 배추(18%)보다 2배 가까이 높기 때문이다. 특히 강력한 발암원인 아플라톡신 B1에 감염된 실험쥐에 6일된 배추김치의 추출물을 투여한 결과 돌연 변이 유발 억제 효과가 일반 김치는 42%였으나 유기농 배추김치는 74%로 훨씬 높은 것으로 나타났다. 결과적으로 실험쥐의 수명 연장 효과는 일반 김치가 18.5일인데 반해 유기농 김치는 25.3일로 1.5배 정도 높았다. 덴마크

천사와 악마의 두얼굴, DDT
유기 할로겐 화합물의 합성 살충제로 중추 신경계를 공격하는 가장 강력한 살충제 중 하나인 DDT는 1948년 노벨 의학상까지 탔을 만큼 많은 사람들의 목숨을 구해낸 '천사'였다. 뒤를 이은 BHC나 파라티온 같은 합성 농약들은 식량 문제를 해결하는데 커다란 몫을 담당했다. 그러나 1940년대부터 사용되어 전세계에 수백만톤 이상이 뿌려졌던 DDT는 살충 효과는 뛰어나지만 곤충과 토양 속에 오랜 기간 축적되기 때문에 점차적으로 먹이 사슬을 타고 조류와 물고기까지 오염시킬뿐 아니라 인간의 면역 기능과 뇌 기능 저하를 야기하는 등 각종 폐단을 드러내기 시작했고, 1971년에 사용이 금지되었다. 하지만 아직까지 아프리카의 여러 나라에서는 말라리아 모기 박멸을 위해서 대량의 DDT를 사용하고 있어 사용 금지를 요구하는 국제환경 단체와 대립하고 있다.

유기농 협회의 한 조사에 따르면 일반 근로자의 정자수가 1㎖당 5500만개인 반면 유기 농산물을 먹어온 농민은 그 두배 가량인 1억개나 된다고 한다.

2 7   생식 재료는 신토불이가 좋다

사람은 누구든지 자기가 발딛고 사는 땅의 조건에 알맞는 먹거리를 먹어야 한다. 우리나라 사람은 곡채식을 주로 하고 고기는 가끔 먹어야 하는 자연 환경에 살고 있다. 목축을 하려면 산야가 낮은 구릉으로 되어 있어서 풀이 잘 자라야 되는데 우리나라의 자연 환경은 이와 맞지 않다. 세계적으로 목축이 발달된 나라는 우리나라의 설악산, 소백산, 태백산과 같은 악산으로 되어있는 곳이 없으며 악산 조건에서 살 수 있는 동물은 산양밖에 없다. 또한 우리나라는 4계절이 뚜렷한 몬순 기후라 더더욱 목축을 할 수가 없다.

'식품의 위도론'이라는 것이 있는데, 이는 위도에 맞게 음식을 먹으라는 말이다. 술을 예로 들어보면 러시아나 중국의 북부 지방에서는 추운 날씨에 알맞게 알코올 농도가 높은 보드카나 고량주를 마신다. 날씨가 따뜻한 지방의 사람들은 독한 술을 마시지 못한다. 만약 열대 지방에 사는 사람들이 독한 보드카를 매일 마신다면 몸에 열이 오르는 것도 문제지만 간에 심각한 문제를 줄 수 있다. 우리나라의 소주는 알콜 농도가 25%인데 우리보다 조금 위도가 낮은 일본에서는 12% 정도밖에 안되는 정종을 마신다. 음식도 마찬가지로 예로부터 농경 민족인 우리에게 알맞는 음식은 육식이 아니라 곡식과 채소를 위주로 한 곡채식을 해야 건강하다.

요즘 우리의 식탁을 가장 위협하고 있는 것은 다름아닌 수입 농산물들이다. 얼마 전 냉동 꽃게와 병어, 복어 등 중국산 수산물에서 납덩어리가 나오더니 수입 검은

깨에서는 발암성 물질인 타르 색소까지 나와 커다란 사회적 파장을 일으킨 적이
있다. 수입 육류에서 발암 물질이 검출되었다는 소식도 어제 오늘의 일이 아니다.
오늘날에는 국제화 속도가 정신없이 빨라지면서 외국의 농산물을 맛보는
일은 이웃집에 놀러가는 것보다 쉬운 일이 되었다. 동네 슈퍼마켓만 가
도 캘리포니아산 오렌지나 뉴질랜드에서 건너온 키위를 살 수 있을 정
도로 나라와 나라 사이의 거리가 무색해졌다. 그런데 문제는 이 수입
농산물이 잔류성 농약으로 범벅이 된 채 들어온다는 사실이다. 수입 농
산물에 뿌리는 농약은 그 종류를 다 헤아리지 못한다. 미국의 식품의약청^{FDA}
조차도 그 성분 모두를 가려내지 못한다는 말이 있을 정도다. 몇해 전부터 수입
농산물의 유전자 조작 식품 문제가 시끄럽게 논의되고 있는데 수입콩의 경우 일
반콩과 유전자 조작콩이 섞여들어와 정확한 구분없이 소비자들의 식탁에 오르고
있다. 수입콩은 싹이 나지 않을 정도로 농약을 뿌리기 때문에 콩나물로 기를 수
없을 정도이고 수입콩으로 만든 두부의 경우 열흘이 지나도 부패되지 않는다. 게
다가 1998년 농촌과학기술연구소가 수입콩을 조사한 결과에 따르면 유통 중인
콩의 30%가 유전자 조작 식품이라니 참 놀라운 수치다.

유전자 조작을 논하기 이전에도 이미 수입 농산물의 잔류 농약 문제는 심각하다.
농약은 재배할 당시에는 물론이고 유통과 보관시에도 수시로 뿌려지기 때문에
수입 농산물을 먹는다는 것은 2중 3중으로 농약 포장된 농산물을 먹고있는 거나
마찬가지라는 사실을 알아야 한다. 대표적인 수입 농산물에 들어있는 농약 성분
은 다음과 같다.

오렌지 쥬스 ●● 오렌지를 재배할 때 제초제로 사용되는 2-4D라는 농약은 월남
전에서 사용된 고엽제와 같은 성분으로 유전자 변이 현상을 일으킨다.

수입 육류 ●● 벨기에산 돼지고기에서 다이옥신이 검출되었다거나 미국에서 수

입한 쇠고기에서 대장균의 일종인 O-157이 검출된 정도는 극히 일부분의 사례일 뿐이다. 가축을 기를 때 사용하는 성장 촉진제나 항생제의 위험성은 자기 세대는 물론이고 생식에 영향을 끼쳐 다음 세대로까지 이어진다.

콩 ●● 살충제의 일종인 파라치온은 발암 물질로서 일본에서는 수입콩을 사료로 쓴 동물원에서 기형 원숭이가 많이 태어났다는 보고가 있다. 일년에 150만t 정도가 수입되는 콩은 미국산이 96%를 차지하는데 이 가운데 30%가 유전자 변형콩으로 추정되고 있다. 콩나물콩의 경우 연간 5000t 가량의 수입콩이 사용되고 있는데 제조 과정에서 방부제와 성장 촉진제, 콩이 파랗게 변색되는 것을 방지하기 위해 발색제 등을 사용한다.

바나나 ●● 살충제로 쓰이는 메틸브로마이드라는 농약은 적혈구를 파괴시키는 맹독성 물질이다.

밀 ●● 수입밀은 마라치온, 아레스린, 청산, 인화알루미늄, 프롬알데히드 등 20여종의 농약이 사용되는데 미국 등 선진국에서는 이미 발암을 일으키는 맹독성 때문에 사용이 금지되거나 사용 가능 여부를 분석 중에 있다.

레몬 ●● 2-4D, OPP, TBZ 등 다량의 농약이 사용되며 이중 OPP는 발암 물질이다. 일명 환경 호르몬이라고 불리는 내분비계 장애 물질의 폐해 또한 심각한 지경에 이르렀다. 내분비계 장애 물질의 절반 이상은 농약이고 나머지 대부분은 플라스틱과 플라스틱 첨가물에서 나온다. 지난 1992년 영국의 닐스 스카케벡 박사는 영국에서 발행되는 한 과학 잡지에 특이한 내용의 논문을 기고했다. 덴마크 남성 정액 1㎖당 평균 정자수가 1938-1990년 사이에 1억 1300만개에서 6600만개로 45% 줄었다는 것. 1회 사정량도 3.4㎖에서 2.75㎖ 감소했다고 한다. 이 논문을 계기로 비슷한 현상을 발견했다는 발표가 세계 곳곳에서 나왔다. 1996년 스코틀랜드에서는 1984-1995년에 남성의 정자수가 매년 2%씩 감소했다는 연구 결과가 나왔고 벨기에 켄트시 정자 은행에서는 수정이 안되는 정자가 1980년 5.4%에서 1996년 9%로 늘었다는 사실이 보고됐다. 일본에서도 1998년 도쿄 근교에 사는 20대 남성의 평균 정자수가 1㎖당 4600만개로 40대 전후 남성의 8400만개와 비교할 때 절반 수준에 머물고 있다는 조사가 나왔다. 연구자들은 이같은 원인을 내분비계 장애 물질일명 환경 호르몬로 보고있다. 내분비계 장애 물질로는 다이옥신 · PCB · DDT · 기타 농약 등 합성 화학 물질이 가장 널리 알려져 있다. 이들은 정상적인 호르몬의 기능을 혼란시킴으로써 성기의 기형, 생식 기능의 저하, 발육 장애 등을 유발할수 있다는 의혹을 받고 있다. 대만에서 PCB에 오염된 식용유를 사용한 산모에게서 태어난 아이들 가운데 성장 지연, 주의력 결핍증, 성기 왜소증 등이 발견됐다. 미국 오대호의 물고기를 많이 먹은 산모에게서 태어난 아기들 가운데 출생시 뇌의 크기가 작고 운동 신경 장애 등을 경험하는 경우가 상대적으로 많다고 한다. DDT와 PCB에 노출된 여성은 유방암에 걸릴 확률이 높다는 것도 잘 알려진 사실이다.

28 왜 제철에 나는 농산물이어야 할까?

엽록소를 많이 함유한 푸른 식물이라고 해서 다 좋은 것은 아니다. 어떤 조건의 토양에서 자랐는가, 어떤 기후에서 얼마만큼의 일조량을 받아서 생성되었는가에 따라서 질이 천차만별로 달라진다. 비타민과 미네랄이 부족한 산성 토양에서 자란 야채, 비닐로 가려져서 햇볕을 차단하고 기른 야채는 모양은 번드르하지만 질에서는 형편없는 삼류 야채일 뿐이다. 비닐 하우스를 한겹 두르면 태양 에너지의 광합성 작용이 30%나 감소한다. 두겹을 두르면

ㄱㄱ

그 배인 60%로 광합성 작용의 효과가 떨어진다. 그래서 똑같은 상추 한포기도 제철에 제대로 재배한 것과 철을 거슬러 성급하게 비닐 하우스에서 기른 것은 영양 성분에서 20배 가량의 차이가 난다. 자연스러움을 거스르면 자연은 꼭 그만큼의 대가를 인간에게 되돌려준다는 사실은 이렇게 간단한 식물재배의 경우에서도 예외가 아닌 것이다. 따라서 반드시 제철에 나는 농산물을 생식재료로 사용해야 할 것이다.

29 가장 이상적인 생식 재료는?

생명이 없는 것은 생명의 양식이 될 수 없다. 채소와 나무의 생명력은 씨눈, 가지, 줄기, 뿌리, 잎, 순, 열매에 들어있다. 그런데 이런 생명력은 우리가 그것들을 흙에서 분리해내고 잎과 줄기를 떼어내고 열매를 따내는 순간부터 서서히 감소하기 시작한다. 모든 식물은 채취하게 되면 전해질이동과 영양소 유실이 일어난다. 배추를 뽑아서 음지에 두면 시들시들해지는 이유는 바로 전해질의 이동 때문인데 이것은 육류를 같은 상태로 두었을 때 박테리아의 번식으로 썩는 것과는 다른 현상이다. 어쨌든 식물이 가진 생명력을 최고의 상태로 섭취하기 위해서는 채취 후 전해질 이동이 없고 영양소 유실이 없는 상태로 먹는 것이 가장 중요하다. 따라서 가장 이상적인 식사법으로는 신토불이의 유기농 농산물을 채취 당시에 먹는 생식이라고 할 수 있다.

하지만 매끼니마다 금방 채취한 농산물을 먹는 것은 어려운 일이므로, 채취한 지 얼마 지나지 않은 양질의 곡식을 구입해서 바람이 잘 통하는 그늘에서 말린 다음

분쇄해서 가루로 만들어 두면 좋다. 그리고 신선한 야채나 해조류 등을 구입해서
깨끗이 씻어두었다가 곡식 가루와 함께 알맞은 양으로 섭취하면 좋다.

3ㅁ 얼리고, 말리는 동결 건조 생식

인체가 필요로 하는 다양한 식품을 채취 당시의 상태로 먹는다는 것은 바쁜 현대
인들에게 있어서는 거의 불가능한 일이다. 당장 생활을 포기하고 산 속으로 들어
가기 전에는 어림도 없는 일이다. 이런 상태에서 채취 당시의 상태로 섭취하는데
가장 근접하는 방법은 '냉동과 진공 건조' 두가지다. 그런데 냉동도 오래 되면 냉
동 자체에서 변성이 될 수 있기 때문에 그중에서도 진공 동결 건조법이 가장 좋
다. 시판되는 생식 제품에서는 진공 동결 건조 방법을 사용하고 있는데 이 방법은
식품을 −40℃ 이하에서 동결하고 진공 상태에서 저온 건조하기 때문에 식품의
맛이나 영양은 물론이고 색과 향의 변화가 거의 없다는 것이 특징이다. 원래 동결

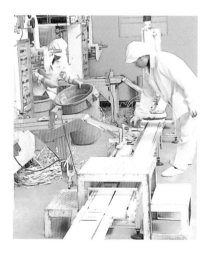
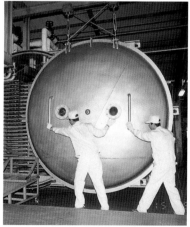

건조는 의약품 제조 원리로 주사약을 만드는 공법에 사용되었던 것인데 식품 가공에도 광범위하게 이용되고 있다. 예를 들어 케일은 수분이 92%인데 이것을 -40℃에서 동결하면 0℃에서 어는 물분자만 얼고 -100℃ 이하에서 어는 성분 분자는 그대로 살아있어서 전해질 이동이 일어나지 않는다. 이렇게 얼린 케일을 진공 상태에서 저온으로 말려 가공된 케일 분말에는 물만 부으면 원래의 맛과 향은 물론 영양이 그대로 살아있다. 영양소의 변성은 효소의 불활성화를 의미하는데 효소는 55℃만 되어도 불활성화된다. 따라서 동결 건조를 하면 효소의 불활성화가 일어나지 않고 채취 당시의 97% 상태로 보존이 가능한 것이다.

31 일반 선식과 생식의 차이점?

선식은 예전에 대개 미숫가루라고 불린 식품으로 전시에 비상 식량으로 유용된 식품이었고, 여름에는 더위를 피하는 거서 식품으로, 또한 아기들에게 이유식으로 이용된 좋은 식품이다. 곡식을 갈아서 가루로 만든 미숫가루는 밥과 반찬을 먹

선식과 생식

	일 반 선 식	생 식
원 료	국내산 또는 중국산	국내산, 유기농
가 공 법	원료를 볶아서 분말화한 것	동결 건조
영양의 변화	원료를 튀길 정도로 볶기 때문에 맛과 향기는 물론 각종 영양소가 크게 손실된다	동결 건조는 원료의 맛, 향기, 영양소(특히 단백질, 비타민, 효소)가 97% 이상 보존된다
원료 함량	거의 대부분이 곡류	곡류와 근·야채류의 비율이 높다 가격은 더 비싸지만 치료의 효과면에서 월등하다

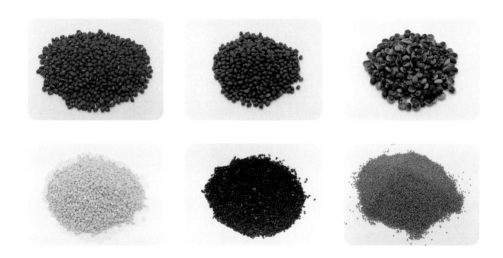

는 것보다는 못하지만 전통적으로 애용되어 오던 좋은 식품이다. 그러나 이것을 생으로 먹지 않고 볶아서 먹기 때문에 발효 작용이 죽고 단백질과 비타민 B군의 변성이 오게 된다. 이에 비해 생식은 그야말로 익히지 않은 날것을 먹는 것으로, 선식보다는 먹기가 불편하고 맛이 덜하다. 하지만 내용 성분에 있어서는 미숫가루보다 훨씬 좋은 식품이라고 할 수 있다.

part 5

히포크라테스는 '병은 우리가 간직하고 있는 자연의 힘, 즉 자연 치유력으로 고칠 수 있다' 는 말을 했다. 사람의 몸은 외적 환경이나 내적 요인에 의해 생기는 이상 변화에 곧바로 적응해서 항상성을 유지하려는 속성이 있는데 이것을 자연 치유력이라고 한다. 자연 치유력은 모든 질병을 고칠 수 있는 인체의 힘이다. 잘못된 생활 습관을 바로 잡아주고 최상의 먹거리로 돌아가는 것, 다시 제대로 된 식생활로 되돌아 가면 되는 것이다. 우리 몸의 병은 대부분 잘못된 식생활에서 온 결과이므로 생식을 하는 것만이 유일한 해결책이다. 생식을 하면 우리의 몸과 마음이 어떻게 변할까.

③ 2 몸 속의 노폐물을 내보내고 싶어요

천연 식품은 대개가 유해 물질을 제거하는 순화 작용과 해독 작용을 가지고 있다. 사람의 몸은 처음부터 천연 식품을 소화하도록 만들어져 있기 때문에 생식을 하면 몸 속에서 에너지로 전환되는 시간이 빠를 뿐더러 대사 과정에서 생기는 노폐물이 현저하게 적어진다. 생야채에 듬뿍 들어있는 엽록소는 피를 만들고造血, 피를 맑게 하며精血, 피가 순조롭게 움직일 수 있도록活血 도와준다. 생식을 하면 빈혈을 예방하고 치료하는 것은 물론이고 혈관 내부에 불필요한 노폐물이 쌓이지 않아서 동맥경화증의 예방과 치료에 매우 효과적이다.

야채에 다량 함유된 섬유질이 핏속의 콜레스테롤이나 중성 지방을 흡착하여 동맥경화증을 비롯한 각종 성인병을 예방하는 것이다. 보통 사람들이 방귀를 뀔때 고약한 냄새가 나는 것은 장내의 유해 세균 때문이다. 이 유해 세균들이 음식물을 부패시키면서 고약한 냄새를 유발하는 가스를 만드는 것이다. 그중에서도 대표적인 주범은 장내 단백질이나 설탕이 분해될 때 생성되는 하이드로겐, 이산화탄소, 메탄, 황화수소, 암모니아 등이다. 장이 안좋은 사람은 방귀 냄새가 더 고약한데 이 말은 사실이다.

일반적으로 우리가 음식물을 먹게 되면 췌장에서 나오는 소화 효소로 인해 죽 같은 상태가 되고 이것이 장까지 내려오는데 곧바로 변으로 나오는 것이 아니라 24-36시간 가량 장 속에서 머물게 된다. 이때 장이 건강하지 못한 상태라면 암모니아 등 음식물이 썩을 때 발생하는 유독 가스의 양이 그만큼 늘어나게 되는 것이다. 따라서 곡채식을 위주로 생식을 하는 사람은 대변이든 방귀든 고약한 냄새가 거의 나지 않는다.

33 피를 맑게 하려면?

1997년 한해 동안 팔당호에서 건져낸 쓰레기의 양이 자그마치 700t이 넘는다고 하는데 겉보기에 그저 아름답게만 보이는 한강도 잠수부들을 동원해서 내려가 보면 1미터 앞의 시야를 분별하기도 어려울 만큼 오염이 심각하다는 얘기가 종종 들려온다. 바닥에서 건져낸 수많은 쓰레기들과 교각에 덕지덕지 붙어있는 불순물들을 보면 저절로 얼굴이 찡그려진다. 이렇게 눈으로 직접 확인할 수 있다면 청소도 하고 근본적으로 오염을 방지할 수 있는 정화 계획도 세울 텐데 정작 눈에 보이지 않는 우리 몸 속의 피가 오염되고 있는 것은 그다지 심각하게 생각하지 않는 것이 문제다. 그러나 우리 몸의 피가 오염되는 것은 모든 병의 원인이 될 수 있기 때문에 대단히 심각한 문제로 받아들여야 한다. 몸의 피가 깨끗하고 더러워지는 것은 매일매일 먹는 음식물과 직접 관계가 있다. 우리가 먹는 음식들은 몸에 들어가서 동화 작용을 거쳐 에너지로 전환되는데 노폐물이 많이 발생되는 음식물을 계속 먹는다면 우리 몸의 피는 자연 더러워질 것이며 반대로 노폐물 발생이 적은 음식물을 먹으면 피도 따라서 깨끗해질 것이다. 음식 외에도 대기 오염, 수질 오염, 농약, 스트레스 등이 피를 더럽게 하는 요인이다.

그런데 현대 의학에서는 강물 자체를 정화시키는 것이 아니라 다리 밑에 쌓인 노폐물만 청소하려고 한다. 당장 눈에 보이는 그것들을 없애면 얼마 동안은 흐름이 좋아져서 물이 잘 흘러가겠지만 얼마 안가 다시 예전의 상태로 돌아갈 것이다. 마찬가지로 우리 몸도 기껏해야 교각 청소나 해주는 것으로는 우리 몸의 만성병을 치료할 수 없다. 근본적인 치료법은 다리 밑의 노폐물을 없애주면서 동시에 강물 자체를 정화시키는 정화 장치를 하고 앞으로는 철저하게 단속해서 더이상 더러워지지 않도록 감시하는 것이다.

피를 맑게 하려면 제대로 된 식품을 먹어야 한다. 우리 몸에 제대로 된 식품이 들어오면 첫째로 피가 맑아지고 좋아진다. 녹황색 야채에 들어있는 엽록소는 특히 피를 맑게 한다. 흔히 엽록소라고 하면 초록색이 나는 식물만을 생각하기 쉬운데 엽록소에는 천연 비타민과 미네랄이 듬뿍 들어있다. 케일이나 미나리, 양배추, 상추, 쑥갓, 시금치, 명일엽 등 녹황색 야채를 많이 섭취하는 것이 좋다. 이런 식품들을 생식하게 되면 장내에서 각종 독소 물질이 생기지 않아 피가 더러워지는 것을 방지할 수 있으며, 이는 곧 혈액의 흐름을 원활하게 하여 혈액을 통해 신선한 산소와 영양을 신체의 각 세포에 보내어 각 장기의 기능을 충실히 발휘하게 한다. 결과적으로는 우리 몸에서 각종 독소와 노폐물을 분리, 해독하는 작용을 하는 간의 기능도 정상화되어 인체의 순화 작용과 해독 작용이 활발하게 되는 것이다.

３４ 노화 현상, 어떻게 막을까?

우리의 몸을 이루는 세포는 계속되는 소멸과 재생의 과정을 반복하면서 생명을 유지하고 있다. 이 세포 재생 과정이 원활하지 못할 때 세포는 노화하게 되는데 이러한 세포를 구성하는 원료는 다름아닌 우리가 매일 먹는 식품이다. 좋은 식품은 건강한 세포를 만들어 주고 세포 하나하나가 건강해지면 인체가 건강하고 젊어지게 된다. 또한 생식을 하면 체내의 독소가 배설되고 세포를 갱신하기 때문에 안색이 맑아지고 살색이 생생하게 보이는데 생식을 하는 사람이 피부가 유난히 좋고 젊어보이는 것은 이런 이유 때문이다.

죽은 세포

건강한 세포

Зᄃ 산성 체질에서 알칼리 체질로 바꾸고 싶다

40대를 넘은 분들 중 시골에서 학교를 다녔다면 여름 방학을 전후로 퇴비 증산 때문에 고생을 했던 경험들이 있을 것이다. 논에 모를 심기 전에는 갈대를 꺾는다고 하여 상수리나무 어린 가지와 잎을 꺾어다 논을 삶고 모를 심었고 흙이 빨갛게 되면 산성으로 변한 것으로 알고 석회(천연 칼슘)를 뿌리고 논밭을 갈아엎기도 한다. 이렇게 땅이 산성이 되면 천연 칼슘인 석회를 뿌리고 지력 보존을 위해 퇴비를 주어 땅을 알칼리로 만들었다. 요즘 주목받고 있는 유기 농법에서도 땅을 알칼리로 만드는 것을 가장 중요하게 생각한다. 사람의 몸도 칼슘이 부족하면 산성 체액이 되는데 몸에다 퇴비를 주면 체액을 알칼리로 바꿀 수 있다. 가공을 많이 한 식품이 화학 비료라면 싱싱한 야채와 곡물 중심의 식사는 퇴비라고 생각하면 된다. 퇴비는 천연 식품, 즉 자연식이고 이중에서 가장 양질의 퇴비는 바로 녹황색 야채와 곡식의 씨앗, 열매이다. 논밭에 퇴비를 너무 많이 주었다고 해서 농작물이 타죽거나 생육에 지장을 받았다는 얘기를 들은 적은 없으나 화학 비료를 너무 지나치게 주었더니 타죽었다는 경험담을 들은 적은 많다. 가공을 많이 한 식품을 계속 먹는 것은 화학 비료를 많이 친 논밭이 타들어가듯이 우리 몸에 심각한 해를 줄 것이 뻔하다. 특히 체액의 산성화는 심각하다. 체액이 산성화가 되면 질병에 대한 저항력이 현저히 떨어진다. 우리 몸이 산을 중화시킬 수 있는 채소나 과일 등을 먹지 않고 육식만 하게 되면 소화 대사될 때 생기는 황산, 인산, 질산, 요산 등 갖가지 산 때문에 산성 체질이 된다.

흰쌀밥이나 흰설탕을 먹을 때도 불완전 연소로 생기는 피루브산, 젖산 등과 같은 산 때문에 산성 체질이 될 수 있다. 우리 몸 속의 칼슘은 이런 산들을 중화시키는데 직접 사용되므로 칼슘의 섭취가 매우 중요하다. 그런데 칼슘을 섭취할 때 인p등과 균형이 맞게 섭취해야 하는데 이것은 생명 구조를 가진 식품으로만 가능하다. 동물의 뼈에서 얻어지는 칼슘과 야채에 들어있는 칼슘은 체내에서의 흡수율이 빠를 뿐더러 대부분의 야채에는 칼슘의 함유가 인 등과 균형이 잡혀있어서 칼슘만을 단독으로 섭취하는 것과 근본적으로 다르다. 생식은 완전한 생명 구조를 가진, 그 성질상 중성에 가까운 알칼리성 식품을 섭취하는 것이므로 산성 체질을 약알칼리 체질로 빠르게 바꾸어줄 수 있다.

3 6 강한 면역력이 질병을 막는다

일년 내내 감기를 달고 사는 아이들이 있다. 옛날 아이들은 감기에 걸리면 기침을 하고 콧물이나 흘렸는데 비해, 요즘 아이들은 자체 면역력을 잃어서 바깥 날씨가 조금만 변해도 감기에 걸려서 툭하면 비염, 천식, 폐렴 등으로 고생하기 일쑤다.

감기에 걸린 아이를 데리고 병원에 가면 항생제가 들어있는 약을 주는데, 치료 효과는 즉시 나타날지 몰라도 장기적으로 보면 면역 기능을 약화시키고 질병에 대한 저항력을 떨어뜨리는 것이다. 항생제를 이용한 치료가 습관적으로 계속되면 어지간해서는 낫지 않는 만성 질병으로 발전할 뿐이다. 항생제뿐만 아니라 스트레스로 인한 정신적 불안, 농약과 가공 식품에 많이 들어있는 환경 호르몬도 인체의 면역 기능을 저하시킨다.

인체 면역 기능이란 인간이 정상적으로 건강하게 살아가는데 반드시 필요한 정상적인 생리 활동을 말하는데, 이 면역 기능이 무너졌다는 것은 내부 장기 기능의 불균형이 심화됐다는 말이다. 생식은 장부 기능의 불균형 상태를 균형 상태로 변화시켜주는데 여러 해 동안 만성병으로 고생하시던 분들이 생식으로 식사법을 바꾸면서 건강을 되찾는 것을 보면 생식이 가진 면역 효과는 어떤 면역 요법보다도 효과적이라는 것을 알 수 있다.

몇해 전 서울 갈현동에서 목회 활동을 하시는 전수인 목사님을 처음 뵈었을 때 그 분은 13년 동안 통풍으로 고생하고 계셨다. 관절염의 일종인 통풍은 관절에 모인 요산 때문에 통증이 오고 그 부위가 붉어지고 퉁퉁 붓는 증상으로 주로 발가락 관절이나 발뒤꿈치에 생기는 병이다. 육류에 들어있는 단백질이 체내에서 분해될 때 나오는 노폐물인 요산이 피돌기를 따라 돌다가 관절에 돌 요산 결석처럼 쌓여 관절 부위가 부어올라 통증을 일으키는 것으로 증세가 심하면 손을 스치기만 해도 환자가 엄청난 통증을 느끼는 질병이다. 바람만 불어도 아프다는 말이 통풍 환자들에게는 결코 엄살이 아닐 정도로 통증이 심하다. 전 목사님도 어느날 갑자기 엄지 발가락이 뜨끔거리더니 발가락 전체로 번져서 점점 발이 벌겋게 부어오르고 끔찍한 통증이 계속되었다. 한번 통증이 시작되면 열흘이고 보름이고 자리에 누워서만 지내야 했고 약 먹을 힘도 없어서 고통스러우셨다고 한다.

"통풍의 고통은 겪어보지 않고는 절대 몰라요. 한번 아프기 시작하면 신발은 물론 양말을 신을 때도 고통스러워요. 오죽하면 양복을 입어도 구두를 못신고 운동화를 신고 다녔겠어요." 고개를 절레절레 흔드시면서 당시의 고통을 얘기하시는 전 목사님은 발병 후 한의원과 서울 시내 좋다는 병원에서 치료를 해보았지만 별 효과를 보지 못하고 최종적으로 선택하신 것이 바로 생식이었다.

처음에는 생식하는 것을 무척 힘들어 하셨지만 증세가 좋아지는 것을 피부로 느끼니까 힘들어도 꾹 참고 계속 드시는 것 같았다. 13년 동안을 괴롭히던 통풍이 2년 동안의 생식으로 완전히 치료가 되었고 병원에서 요산치 검사를 해보니 12.3mg(정상인의 요산치는 6mg)이던 것이 5mg밖에 나오지 않았다. 이후 전 목사님은 육식은 통풍의 적이라며 고기는 절대 먹지 말고 푸른 야채를 많이 먹어야 한다는 말을 신도들과 이웃들을 만날 때마다 하신다고 한다.

ㅋ7 영양소를 골고루 섭취하려면?

생식은 각종 영양소를 공급하여 신체의 조화와 균형을 맞추어주는 이상적인 식사법이다. 미국의 유명한 생화학자 로저 윌리암스 박사는 '생명의 사슬론'을 제창했는데 사람은 16종류 이상의 비타민, 22가지 이상의 미네랄, 8가지의 필수 아미노산 세가지 이상의 필수 지방산 등 49종류 이상의 영양소가 서로 사슬을 이루고 있는데 이중 어느 한가지만 부족해도 사슬이 끊어지고 그것은 질병 현상으로 나타나고 그 부족 현상이 심하면 생명을 잃게 된다고 했다.

생식은 천연 식품을 껍질부터 씨앗까지, 잎사귀부터 뿌리까지 전체로 Whole Food 먹는 것이므로 생식을 통해 인체에 필요한 모든 성분을 골고루 섭취할 수 있다. 따라서 신체의 조화와 균형을 맞추어주고, 신체 내의 자생력을 북돋아 주며 영양상의 부조화로 인한 신체적 손상을 회복시켜 줄 수 있다.

생명의 사슬

노폐물 제거

장

장운동

Diet

ㅋ8 맑은 정신과 높은 집중력!

수험생들은 집중력과 맑은 정신을 요하는데, 수험생들의 식사 패턴을 듣고 있으면 안스럽기도 하고 답답하기도 하다. 밤늦게까지 책상 앞에 앉아있다가 아침에는 쏟아지는 잠에서 깨어나야 하니 아침 식사가 제대로 들어갈 리 없고 점심은 영양소가 충분하지 않은 도시락이나 간식으로 대체하기 일쑤고 저녁은 학원이나 학교에 남아 공부하면서 짬짬이 외식을 하게 되는데 학생들의 외식이란 것이 대부분 패스트푸드 아니면 인스턴트 식품이다. 가장 맑은 정신으로 집중해야 할 수험생들은 먹거리 자체부터 집중력이나 맑은 정신과는 거리가 멀게 되어있는 것이다. 빨리 먹고 등교해야 하는 수험생에게는 정성껏 차린 밥상이라도 부담스러울 수 있다. 단출하지만 영양소가 살아있는 생식을 하면 학습 효과를 올릴 수 있는 것은 물론 건강까지 얻을 수 있다. 지속적인 생식은 체내에 노폐물을 쌓이지 않게 할 뿐만 아니라 과거에 축적되었던 노폐물도 배설시켜 준다. 따라서 장이 깨끗해지면서 머리가 맑아진다. 비타민 B군은 두뇌 활동에 있어서 가장 중요한 역할을 하는 영양소인데 비타민 B군을 적게 섭취하면 인간은 성질이 급해지고 기억력도 떨어지며 머리가 둔해진다. 생식에는 자연 그대로의 비타민 B군이 풍부하기 때문에 생식을 하면 집중력이 향상되며 두뇌 활동이 좋아지는 것이다.

ㄹㅋ 생식으로 암을 막는다

우리나라의 사망 원인별 통계를 보면 남녀 모두 암, 뇌혈관 질환, 뜻하지 않은 사고, 심장병, 만성 간장병 등의 차례로 숨지고 있는 것으로 나타났다. 암으로 인한 사망률은 위암, 간암, 폐암, 대장암, 자궁암의 차례로 높다. 미국인은 한국인과 달리 폐암, 전립선암, 대장암, 백혈병 순서로 암 사망률이 높고 위암과 간암은 이보다 훨씬 낮다. 이는 한마디로 우리나라의 장기별 암사망률이 식생활 양식과 밀접한 관련이 있다는 것을 보여준다. 따라서 암발생은 각종 발암 물질 외에 운동, 스트레스, 물리적 환경 등이 복합적으로 관련돼 있으므로 우리 식생활 양식과 습관에 대해 냉철하게 반성하고 이를 토대로 알맞은 식생활을 실천하는 것이 암예방의 지름길이라 할 수 있다. 모든 병이 그렇지만 특히 암은 예방이 최선의 치료법이다.

한국인에게 가장 많은 위암은 짠 음식을 자주 계속해서 먹으면 잘 발생하고 신선한 야채와 과일을 충분히 섭취하면 발생을 줄일 수 있다. 소금에 절인 생선과 같

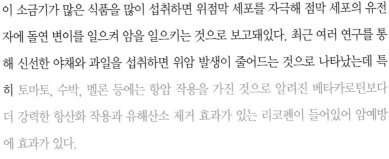

이 소금기가 많은 식품을 많이 섭취하면 위점막 세포를 자극해 점막 세포의 유전자에 돌연 변이를 일으켜 암을 일으키는 것으로 보고돼있다. 최근 여러 연구를 통해 신선한 야채와 과일을 섭취하면 위암 발생이 줄어드는 것으로 나타났는데 특히 토마토, 수박, 멜론 등에는 항암 작용을 가진 것으로 알려진 베타카로틴보다 더 강력한 항산화 작용과 유해산소 제거 효과가 있는 리코펜이 들어있어 암예방에 효과가 있다.

폐암은 비타민 A나 베타카로틴을 많이 섭취하는 사람 또는 혈중의 카로틴 농도가 높은 사람에서 발병 위험이 20-85% 가량 억제된다고 한다. 뿐만 아니라 녹황색 야채, 토마토의 리코펜 성분이 소화기계암과 폐암, 전립선암에 예방 효과가 있다고 알려져 있다. 야채류에 들어 있는 엽록소에서 나온 클로로필린은 대장암 예방 효과가 있다. 발암 물질에 노출되었다고 즉시 암이 생기는 것이 아니라 15-20년 이상의 잠복 기간이 걸리기 때문에 나이가 들어 위암에 걸리지 않으려면 가능한 어렸을 때부터 발암 물질을 피하는 식생활 습관을 생활화해야 한다.

신선한 과일과 야채를 많이 먹고 소금을 적게 먹는 식생활을 유지하고 정백하지 않은 곡물, 항산화 작용이 있는 비타민 A, C와 E가 풍부하게 들어있는 과일과 야채를 먹는 생식은 암예방에 가장 효과적인 식사 방법이라고 할 수 있다.

ㄴ ㅁ 스트레스, 만병의 시작!

스트레스는 온갖 증상과 질병을 일으키는 근본 원인이다. 즉 탈모, 불임, 기형아 출산, 비만, 고혈압, 당뇨병, 심장병, 위궤양, 신장병, 간장병 등의 질병을 유발하기도 한다. 언제부터인가 병명 앞에 신경성, 스트레스성이라고 하는 단어가 많이 붙어 다닌다. 분명히 몸이 안좋아서 병원에 갔는데 특별한 질병이 있는 게 아니고 신경성이라는 진단을 받으면 참 애매하고도 찜찜한 기분이 남는다. 신경성 질환은 별다른 치료 방법이 없고 단지 스트레스를 피하고 심리적 안정을 취하는 것 외에 뾰족한 해결책이 없는 것이 현실이다. 스트레스가 계속 되면 잠을 자도 피로가 안풀리고 일에 대한 능률도 오르지 않는다. 늘 신경이 작은 자극에도 예민하게 반응하는 촉수처럼 날카롭게 긴장해있어서 머리가 아프고 어깨도 결리고 식욕도 없어지고 아랫배가 빳빳해져서 변비나 설사, 식욕 부진 등의 증상에 시달린다. 이런 스트레스 증세들이 오래 되면 몸에 저장된 영양소는 위험 수위 이하로 떨어지고 호르몬 계통에 이상이 와서 류머티즘이나 고혈압, 당뇨병, 심장병, 위궤양, 신장병, 간장병, 정신 장애 등과 같은 만성병들로 이어진다. 스트레스 자체가 질병이 아니라고 만만하게 볼 상대가 아닌 것이다. 정신적 스트레스는 차치하고라도 소음 공해나 대기 오염, 기온 변화는 대표적인 스트레스의 주범들이다. 공기가 오염되면 식물의 엽록소가 탄소 동화 작용을 하여 대기를 정화시키는데 지장을 준다. 대기 중에 산소 부족 현상이 심해지고 여러가지 오염물질이 많아지면 체내에 산소 부족 현상이 일어나게 되고 이는 곧 혈액 순환 장애와 세포 괴사 현상을 일으킨다. 몸 속에서 암세포와 혐기성 세포가 자라기 좋은 환경을 제공하는 것이다. 우리 몸은 스트레스를 받으면 뇌하수체 호르몬과 부신 피질 호르몬이 과다하게 분비되어 체온 저하, 혈압 강하, 혈당치 저하, 근육 긴장 이완, 혈액 농축, 모세혈관 삼투압 저하, 임파구 감소 등 매우 민감한 반응들을 나타낸다. 하지만 이렇게 많은 스트레스를 받는 사람들도 양질의 엽록소만 섭취하면 스트레스를 이겨낼 힘을 얻을 수 있다. 엽록소는 우리 몸의 모든 조직과 장기를 활성화시켜서 여러가지 독성 물질을 해독하고 체질을 개선시켜주기 때문에 항스트레스 억제 인자로 작용하기 때문이다. 간혹 스트레스를

95

받으면 군것질을 하거나 뭐든지 가리지 않고 폭식을 하는 경향을 보이는 사람도 있는데 동물성 단백질이나 당분이 많이 든 간식거리를 찾는 것은 항스트레스 억제 인자를 섭취하는 것이 아니라 오히려 스트레스를 부추긴다.

41 생식이 오장육부를 편안하게 한다

음식 속에 생명력이 들어있지 않으면 아무리 많이 먹어도 원기가 제대로 생기지 않는다. 우리 주위의 모든 음식이나 편의점에서 파는 음식들은 생명력이 없다. 현대인들이 먹는 음식 속에는 생명령이 빠져 있어 원기가 없기 때문에 질병에도 쉽게 무너진다. 생명력이 고스란히 살아있는 음식은 생식이다. 곡기가 있는 음식을 먹어야 원기가 생겨서 인간은 움직인다. 반면 생명력이 부족한 식품을 많이 먹게 되면 사람의 오장육부는 피곤함을 느낀다.

모든 병은 인체가 쉬고 싶다는 신호다. 위장에 병이 들었다면 위장이 쉬고 싶다는 것이고 간에 병이 들었다면 간이 쉬고 싶다는 신호다. 예를 들어 간은 간염, 지방간, 간경화, 간암으로 진행되고 위는 위염에서 시작해서 위궤양, 위하수, 십이지장, 궤양, 위암 등으로 병이 점점 진행되는데 간염은 간이 조금 쉬고 싶다는 신호이고 지방간은 더 쉬고 싶다, 간경화가 되면 많이 쉬고 싶다, 간암이 되면 더이상 일을 못하겠다는 신호이다. 위장도 마찬가지다. 장기를 쉬게 하는 최고의 방법은 굶는 것이고, 굶지 않으면서도 쉬게 해주는 방법이 생식이다. 생식은 화식의 1/5만 먹어도 되기 때문에 오장육부가 1/5만 일을 하면 되는 것이다. 생식은 적게 먹어도 생명 활동에 지장이 없다. 암환자는 안먹어야 고친다는 생각으로 꾸준히 생식을 하면 고칠 수 있고, 이미 상당히 진행된 암의 경우에는 통증을 해소하거나 생명을 연장시킬 수도 있다.

휴식중

오장육부

4 2   변비, 막힌 것을 뚫는다

생식에는 섬유소가 많이 포함되어 있다. 이 섬유소는 장을 자극하여 그 운동을 항
진시키며 배변량도 증가시킨다. 생식을 조금씩이라도 꾸준히 실천하면 장내의
유해균이 감소하고 유익균이 증가하여 장의 환경이 좋아지므로 신진 대사가 원
활하게 되어 변비를 예방할 수 있다.

4 3   비만, 합병증이 두렵다

살을 빼는 것과 몸을 건강한 상태로 유지하는 것을 병행하는 일은 매우 어렵다.
특히 당뇨병이나 고혈압, 지방간, 고지혈증, 관절염 등 그 원인이 비만과 어떤 식
으로든 관련이 있는 질병이 있는 사람이라면 무조건 체중을 줄이는 동시에 질병
을 치유하는 다이어트 방식을 선택해야 한다. 이 조건을 훌륭하게 갖추어 줄 수
있는 것은 생식이 유일한 방법이다. 단순히 굶기만 하면 우리 몸에 필요한
수분이나 단백질이 기름기보다 먼저 빠져나가 오히려 병을 만들 수도
있기 때문에, 생식으로 균형잡힌 식사를 해서 필요한 영양소는 체
내로 흡수하고 불필요한 영양소는 체외로 배출시켜야 한다. 생식
을 할 경우 아무리 많이 먹으려고 해도 화식량에 비해 1/3 이상
먹을 수가 없다.

생식은 화식보다 더 큰 만복감을 줄 뿐 아니라, 생식에는 효소가
살아있어 각종 영양소는 물론 비타민, 미네랄이 활성화되어 에너지 효
율의 극대화가 이루어지기 때문이다. 따라서 생식은 소식으로도 충분한 에너지
가 공급되면서 체내에 노폐물이나 지방이 쌓이지 않으므로 만병의 근원이 되는

비만을 방지하고 이미 비만인 사람도 건강하게 살을 뺄 수가 있다. 생식을 하면 배가 고프지 않을까 걱정하는 사람이 있는데 하루 이틀 정도는 배고픈 듯한 느낌이 있지만 그 기간이 지나면 괜찮아진다. 오히려 생식거리에 풍부한 섬유질이 공복감을 줄여주고, 열량을 서서히 흡수하도록 하여 과식하지 않도록 도와준다.

４４ 밤이 무서운 불면증

하루종일 이일저일로 바쁘게 뛰어다니다 보면, 밤에는 너무 피곤해서 손가락 하나도 꼼짝하기 싫을 때가 있다. 그럴 때에는 밤에 깊이 자서 피곤을 풀면 좋은데, 너무 졸리면서도 전혀 못잘 때가 많다. 또는 신경이 과민해져서 사소한 일 때문에 뒤척이거나 선잠이 들고, 밤중에 눈이 자꾸 떠져서 잠을 못자게 된다. 그러면 아침에 일어나서 개운치 않아 하루가 더 피곤해지는 등 피곤의 악순환을 겪게 된다. 이러한 불면증은 신경계가 약해졌기 때문에 오는 것이지만, 신경계를 약하게 만든 것은 식생활이 잘못되었기 때문이다.

잘못된 식생활로 위장의 기능이 나빠져서 효소나 비타민 등 미량 성분의 흡수를 못하고 합성 능력을 떨어뜨림으로써, 미량 성분을 필요로 하는 신경 세포가 약해져 과민해지는 것이다. 따라서 불면증를 고치려면 분노, 스트레스 등을 다스릴 수 있는 과하지 않은 마음도 중요하겠지만, 무엇보다도 식생활 개선을 통해 위장 기능의 정상화가 우선되어야 한다. 그러기 위해서는 백미나 육식 같은 기존의 식탁에서 벗어나서 한끼라도 생식을 하는 것이 좋다. 나머지 두끼는 일반 식사로 하더라도 소식을 해야 하며, 목욕 요법을 겸하면 불면증에서 벗어날 수 있을 것이다.

그런데 불면증에서 벗어난다고 해서 수면 시간이 길어지는 것을 의미하지는 않

는다. 생식은 수면 시간을 단축시키므로, 짧은 수면 시간 동안 숙면을 취할 수 있
게 된다는 것이 생식의 또다른 매력이다.

45 피부 미인, 속이 편해야 겉이 아름답다

사람들은 오랜만에 만나면 '얼굴이 좋아졌다', '얼굴이 안좋아졌다' 라는 인사말
을 많이 하는데, 이 말은 단지 얼굴색만이 좋아지고 나빠졌다는 이야기에 그치는
것이 아니다. 피부는 우리 몸의 상태를 그대로 알 수 있는 안테나와 같아서, 피부
의 변화는 몸 속의 건강 상태를 충실하고 민감하게 반영한다.

몸은 특별히 아픈 데가 없는데, 기미나 주근깨 같은 잡티가 끼고 피부가 거칠어져
서 거무칙칙해 보여 걱정인 사람들이 많다. 그래서 약품을 써보거나 무조건 비싼
고급 화장품을 써보고 마사지를 해보지만, 그리 쉽게 개선되지
않는다. 그 이유는 몸에 특별히 큰 질병은 없지만, 몸 안에
피부를 거칠게 하고 피부 저항력을 약하게 하여 피부 상태
를 안좋게 하는 독소가 있기 때문이다. 이러한 근본 문제
를 해결하지 않고, 단지 얼굴에만 갖가지 정성과 돈을 들이면
좋아질 리가 없다.

피부 미인이 되려면 피부 건강에 필요한 요소인 좋은 영양,
적당한 수면과 운동, 정신 건강을 골고루 갖춰야 하는데, 그중에서도 영양이 가장
중요하다. 각종 비타민과 미네랄이 풍부하게 들어있는 과일이나 채소가 피부 미
용에 좋으며 그외에도 단백질, 탄수화물, 지방을 균형있게 섭취한다. 동시에 여성
의 생리적 이유로 부족하기 쉬운 칼슘과 철분도 보충해줘야 하는데, 이는 생식을
통해 섭취하는 것이 가장 효과적이다.

이렇게 영양분을 생식으로 섭취하면 장을 깨끗이 해서 독소를 배출해줌으로써, 몸 속의 독소가 피부로 올라오지 않아 피부가 깨끗해질 수밖에 없을 것이다.

ЧБ 생식, 건강할 때 시작한다

질병을 치료하는 것보다 더 중요한 것은 질병에 걸리지 않게 하는 것, 곧 질병을 예방하는 것이다. 원래 의사를 지칭하는 닥터^{doctor}라는 말은 라틴어로 '교사' 라는 말에서 유래했다고 한다. 질병을 치료해주는 의사보다 더 훌륭한 의사는 어떻게 하면 병에 걸리지 않을 수 있는지 알려주는 '교사' 와 같은 의사이고 이보다 더욱 바람직한 것은 자기 자신이 그 방법을 아는 것이다. 생식은 질병을 치료하는 것에 우선하는 예방과 체질 개선에 가장 좋은 방법이다. 특별히 식이 요법이 필요한 식원병 환자나 만성적인 질병을 앓고 있는 사람이 아니라도 각종 유해 환경으로 둘러싸여 사는 현대인들은 누구라도 건강을 자신할 수 없다. 정신적 스트레스는 물론이고 땅과 하늘과 공기가 모두 오염된 시대에 살고 있기 때문이다.

그리고 가장 중요한 것은 질병은 어느 한순간에 갑자기 나타나는 경우란 없다는 것이다. 아무런 자각 증상이 없던 사람이 평소의 건강 진단에서 말기암 선고를 받게 되면 "불과 1년전에 건강 진단을 할 때만 해도 아무런 이상이 없었는데 어떻게 1년이라는 짧은 시간 동안 암이 말기까지 진행되었는가" 하고 반문하는데 냉정하게 지난 세월을 돌이켜보면 이미 암이 발병하기 훨씬 전부터 식생활이나 마음의 스트레스, 평소의 생활 습관 등이 암이 발병할 수밖에 없는 조건 하에 있었음을 알게 된다. 여러가지 안좋은 상황들이 암을 만드는 씨앗이 되었고 몇년 동안 또는 십수년 동안 서서히 몸 속에서 자란 씨앗이 본격적으로 자라나 단단한 암덩어리를 만들어 내는 것이다. 건강은 건강할 때 지키는 것이 가장 좋지만 건강하다고 생각하는 순간에는 자만에 빠져 자신의 몸과 마음을 혹사시키기 쉽다. 평소에 생식을 하면서 우리 몸의 면역력과 저항력을 향상시키게 되면 자연 치유력이라는 든든한 무기를 가질 수 있게 되고 웬만한 질병에는 쉽게 걸리지 않는 건강 체질이 될 수 있다.

ㄴㄱ 고치기 어려운 난치병을 이기자

난치병에 걸렸을 때 약이나 수술이 병에 대항해서 싸우는 것이라면 생식은 신체의 저항력을 길러줌으로써 내적인 저항력을 강화시킨다는 한차원 높은 치유 방법이다. 신체는 질병에 대항하는 자연적인 능력을 가지고 있기 때문에 외부로부터 가해지는 '치료'보다는 내부로부터 오는 '치유'가 보다 완전한 의미의 극복 체계인 것이다. 《자연치유 Spontaneous Healing》의 저자 앤드류 와일 박사는 하버드 의대 출신의 의학 박사이지만 "신체는 스스로 치유할 수 있는 치유 체계를 가지고 있으며 비록 치료가 성공적으로 이루어졌다고 해도 그 결과는 우리 몸 안에 이미 있었던 치유 체계의 활동에 의한 것이다"라는 말을 했다. 생식을 하면 몸이 좋아지고 질병이 낫는 것은 우리 몸 안에 치유 체계가 존재한다는 것을 보여주는 것이다. 생식은 몸이 스스로 질병을 낫게 할 수 있다는 믿음을 갖고 이 치유 체계를 최상의 상태로 끌어올리기 위해 생활 방식 먹는 것을 비롯해서 마음가짐, 의식주의 전반적인 모든 것을 전면적으로 바꾸는 매우 적극적인 치료법인 것이다.

몇해 전 위암이라는 병명으로 78세에 타계하신 남송南松 홍완표 선생을 병문안하면서 세상에서 가장 온화하고 평안한 얼굴로 눈을 감는 모습을 지켜보았다. 선생은 카톨릭 신학 대학 3학년에 다니던 중 스물세살, 그야말로 푸르디 푸른 나이에 위암 진단을 받았다. 암선고를 받고 가족과 친구들에게 작별 인사를 하고 찾아간 곳이 제주도의 한라산 산 속이었다고 한다. 그곳에서 선생은 죽으면 죽는 대로 살면 사는 대로 삶과 죽음의 문제는 오직 자연의 섭리에 맡기고 아침에 일어나서 잠들기 전까지 그야말로 자연과 하나가 되어서 살았다고 한다. 배가 고프면 풀과 열매를 먹고 산과 들을 걸어다니고 졸리면 자면서 생활했는데 죽는다고 선고받은 기간도 지나고 건강도 점점 좋아져서 그로부터 3년이 지난 뒤에는 건강을 완전히 회복하여 하산하였고 열심히 세상 속에서 살다가 78세로 천수를 다하고 돌아가신 것이다. 그분은 돌아가시면서 죽는다고 했던 목숨인데 55년 동안이나 덤으로 살았으니 나는 참 행복한 사람이라는 말씀을 하셨다. 그분의 위암을 고쳐준 것은 한라산의 아름드리 나무 위에 세운 조그만 움막과 아무런 인공의 손을 거치지 않은 자연 그대로의 음식, 바로 생식이었다.

４８ 늘 피곤한 만성 피로 증후군?

피곤하다는 것으로 병에 걸렸다고 말하는 사람은 없다. 누구나 한번쯤 몸이 찌뿌드드하고 밥맛도 없고 기운이 없는 때가 있는데 실제로 하루쯤 쉬면 몸이 정상으로 돌아오는 경우도 많다. 이렇게 휴식을 취해서 피로가 사라진다면 그다지 문제가 되지 않지만 피로감을 꽤 자주 느끼고 며칠 쉬어도 증세가 없어지지 않는다면 만성 피로 증세를 의심해야 한다. 만성 피로 증후군은 단순한 피로와는 뚜렷이 구별된다.

충분히 휴식을 취해도 피곤함이 가시지 않을 뿐 아니라, 미열이 있다거나 목이 붓기도 하고 두통이나 근육통을 동반하기도 한다. 미국 등 선진 의료계에서는 만성 피로 증후군을 21세기 인류의 건강을 위협할 대표적인 질환으로 규정하고 일찌

감치 본격적인 연구에 나서고 있는데 이 증후군의 원인은 현대인
들의 면역력이 급격이 저하되었기 때문이라고 한다. 피곤하다는
것은 질병의 전조 증상이나 마찬가지다. 우리 몸은 매우 참을성
이 있어서 본격적인 질병으로 발전하기 전까지는 몇년이고 기다
려주지만 그 사이에 돌이킬 수 없는 늪으로 빠져들고 있다는 사
실을 깨달아야 한다. 늘 피곤하다는 말을 입에 달고 다니면서
도 약국에서 간장약이나 피로 회복제를 사서 드링크제와 함께
마시는 사람이라면 하루 한끼라도 생식을 시작하도록 권하고 싶다.

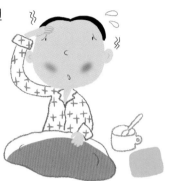

ㄴ ㅁ   생식, 편리한 아침식사

작년에 한 건강 잡지에서 서울 시내에 거주하는 20-40대 남녀 직장인 300명을
대상으로 아침 식사 습관을 조사했는데 응답자의 60%가 아침 식사를 하지 않거
나 불규칙적으로 하는 것으로 나타났다. 특히 시간도 부족하고 입맛도 없다는 이
유로 아예 아침을 먹지 않는 사람도 전체의 30%나 됐다. 전날 저녁부터 아침까지
는 12시간 정도의 공백이 있는데 여기에 아침 식사까지 거르면 뇌로 가는 혈당이
부족해지면서 뇌 기능이 쉽게 떨어진다. 특히 아침을 거르면 점심과 저녁을 필요
이상으로 과식하기가 쉬운데 이런 습관이 오래 되면 비만을 비롯해서 각종 질병
의 원인이 된다. 바쁜 아침 시간에는 보통의 식사 대신 간단한 생식 가루로 식사
를 대체해보면 아주 적은 양으로도 오전을 활기차게 보낼 수 있는 기운이 생성되
는 것을 느낄 수 있다.

part 6

몸이 예전과 같지 않다거나 진단 결과 어떤 병에 걸렸다는 사실을 알게 되면 사람들은 먼저 어떤 병원에 가면 병을 치료할 수 있을까, 어떤 약을 먹어야 나을까를 생각한다. 왜 병에 걸리게 되었는지 그 원인을 생각하기 전에 병의 결과만을 놓고 생각하는 것이다. 하지만 병에 걸린 사실을 알게 되면 어떠한 경우든 병은 자기 자신이 만들었다는 뼈를 깎는 자기 반성이 있어야 한다. 지난 세월 동안 나의 삶이 어떠했는가, 나는 무엇을 먹고 살아왔는가, 어떤 마음을 지니고 살아왔는가 하고 냉철하게 지난 삶의 궤적을 더듬어보는 자세가 필요하다. 왜냐하면 질병은 어느날 갑자기 생기는 것이 아니라 장기간에 걸친 삶의 결과물이기 때문이다.

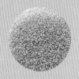

5□ 간장병 / 왜 생길까?

예로부터 우리는 간이 부었다느니, 간이 뒤집어진다, 간을 졸인다, 간 떨어진다, 애간장이 탄다는 등 간과 결부된 말을 일상 생활에서 많이 사용해왔다. 이런 말들은 대부분 화나고 놀라고 걱정하는 등 심리적인 상태를 비유하고 있는데 실제로 간이 나빠지는 이유 중에 마음의 긴장이나 스트레스가 상당한 비중을 차지하고 있는 것을 보면 말 한마디에 스며있는 옛사람들의 지혜가 참 놀랍다.

간이 나빠지거나 병이 드는 원인은 간이 제 할 일을 지나치게 많이 해서 지치고 피곤해졌기 때문이다. 분노나 좌절감, 스트레스 따위의 정신적 긴장 상태는 말할 것도 없고 각종 식품과 유해 환경에 묻어 들어오는 독성 물질들을 해독하다 보면 아무리 건강하고 튼튼한 간이라도 감당할 수 없는 포화 상태에 이르게 마련이다. 특히 요즘에는 어려서부터 각종 인스턴트 식품과 가공 식품 등 식품 공해가 상당하기 때문에 체액이 산성화되어 우리 몸은 바이러스가 살기 좋은 환경으로 되어 있고 간이 처리해야 할 일은 더 과중해졌다.

우리 몸에서 간이 담당하고 있는 일은 무척 많은데 간의 기능을 일일이 열거하면 독일의 유명한 화학 공장인 훽스트사가 하는 일의 20배나 된다는 말이 있을 정도로 엄청나다. 우선 간은 우리 몸에 흡수된 여러가지 영양소를 각 조직에 공급하고 남은 여분을 저장하는 역할을 한다. 간세포 내에는 대사에 필요한 각종 효소가 있어서 탄수화물, 단백질, 지방질 뿐 아니라 핵산, 비타민, 호르몬, 전해질 등을 합성하고 분해할 수 있다. 또한 외부나 몸 안에서 생성된 약물이나 독성 물질, 호르몬 등은 대사 작용을 거쳐 간에서 적절히 해독한다.

그런데 간은 이처럼 많은 일을 처리하고 있으면서도 무언無言의 장기라는 별명답

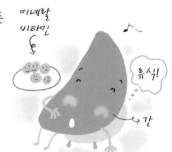

게 90% 이상이 손상될 때까지 자각 증상을 내보내지 않는다. 모든 인체 내의 장기가 그러한 것처럼 간도 몹시 지쳐서 더이상 일하기 힘든 상태가 되면 일정 기간 동안 쉴 틈을 마련해주어야 한다. 간의 휴식과 재생을 도와주는 비타민과 미네랄을 충분히 섭취하고 과식을 피하고 마음을 편안하게 가지면 가벼운 정도의 증상은 우리 몸의 자연 치유력을 통해 해소할 수 있다. 그런데 간을 쉬게 하기는커녕, 간장약이다 피로 회복제다 해서 약을 복용한다거나 몸에 좋다고 기름진 음식과 보양 식품을 섭취하고 과로하게 되면 간은 더이상 참지 못하고 여러 가지 질병을 밖으로 드러내게 된다.

51 간장병 / 이렇게 나타난다

다음과 같은 증상들이 느껴지면 간이 지치고 피로한 상태임을 눈치채야 한다.

어깨나 목이 뻐근하고 자고 일어나도 개운치가 않다 // 눈이 피로하고 시력이 떨어진다 // 입맛이 없으며 소화가 안되고 가슴이 답답하다 // 배에 가스가 차고, 구역질과 변비 증세가 있다 // 술을 마시면 빨리 취한다 // 소변이 누렇고 지린내가 많이 나며 거품이 인다 // 쉽게 피로를 느끼고 일에 의욕을 잃는다 // 양기 부족을 느끼고 매사에 권태감이 있다 // 얼굴에 기미와 실핏줄이 보인다 // 가슴과 등에 고추가루 같은 반점이 생긴다 // 두드러기나 피부 가려움증이 있다 // 빈혈이 생기고 머리카락이 잘 빠지며 감기에 잘 걸린다 // 코, 잇몸, 항문에 자주 피가 난다 // 정신이 멍해지고 기억력과 집중력이 약해진다 // 자꾸만 짜증이 나며 하찮은 일에 신경질적이다 // 팔다리가 시리거나 저리며 귀울림이 있다 // 스트레스가 쌓이면 여간해서는 해소되지 않는다 // 손바닥 가장자리가 유난히 붉고 부스럼이 몸에 잘 난다

대표적인 간장병으로는 간염과 지방간, 간경변을 들 수 있다. 간염은 바이러스의 감염, 영양의 불균형, 알코올의 과다 섭취, 약물 남용, 피로 및 스트레스 등으로

인해 간에 염증이 생기는 상태이고, 지방간은 지방질이 간세포를 둘러싸서 간세포가 정상적인 기능을 할 수 없는 상태를 말한다.

우리가 섭취한 지방은 일단 간으로 들어가 단백질과 결합한 후(지단백), 혈액을 통해 몸 구석구석의 세포로 보내져 본래의 목적에 따라 이용된다. 간 기능이 나빠지면 간으로 들어온 지방질이 간 밖으로 빠져나가지 못하고 간에 축적된다. 간에는 약 5% 정도의 지방만 있으면 되는데, 이 수치를 초과하여 지방이 10% 이상 축적되면 지방간이 된다. 간경변은 만성 간염이 점점 악화되어 생기는 병이다. 간세포를 질서 정연하게 연결하는 결합 조직이 망가지면 섬유질이 돋아나서 흩어지려는 간세포를 동여매게 된다. 결합 조직이 망가지는 속도에 비례하여 섬유질의 양도 점점 늘어나게 되고, 결과적으로 간의 실질 세포는 줄어드는 대신 섬유질의 양이 늘어나게 된다. 이런 상태가 되면 혈액이 통과하기 힘들어지고 간은 점점 굳어지면서 쪼그라들게 되는데 이 상태가 바로 간경변이다.

만성병을 예방하는 생식

세종대 가정학과 박사논문 "생식 및 채식인의 영양상태와 주식에 관한 연구"에서 윤옥현 교수는 4년에 걸쳐 생식 마을을 현지 답사하고 임상 및 생화학 실험을 통해서 생식인과 화식인의 영양 상태를 분석한 논문을 발표했는데 그 내용을 보면 21세기 첨단 문명시대를 살아가는 현대인들에게 반문명적인 식사법이 얼마나 중요하고 효과가 있는지 뚜렷하게 알 수 있다. 연구 대상으로 선정된 생식인 50명, 채식인 345명, 일반 화식인 405명의 질병유, 무와 영양 상태를 조사한 결과는 위장병, 변비, 빈혈, 고혈압, 간장병, 신장병, 심장병, 암, 신경통, 관절염 등 대부분의 현대 만성병들에 대하여 생식인의 94%가 질환이 없었고 채식인은 64.9%, 일반인인 화식인은 36.5%만이 질환이 없었다. 화식을 하는 일반인들에 비해 적은 열량을 섭취하면서도 생식인과 채식인이 훨씬 건강한 것으로 나타난 것이다. 이외에도 시력과 혈압, 혈중 헤모글로빈의 농도 역시 같은 결과를 보이고 있다.

5 2 간장병 / 생식으로 고친다

간 기능을 회복하려면 여러가지 요법이 필요하지만, 식이 요법이 가장 중요하다. 육식이나 인스턴트 식품, 가공 식품 등 간을 피로하게 하는 식사를 금하고 엽록소와 효소가 풍부한 곡식(씨눈이 붙어있는 현미를 비롯한 통곡식), 야채와 채소 위주의 식사, 즉 생식를 해야 한다.

생식은 간장병에 다음과 같은 효과가 있다.

1 간장 해독을 도와준다. 유기농 원료로 된 생식을 소식하게 되면 간장이 쉴 수 있게 되고 해독력을 회복할 수 있다 // 2 간세포의 재생을 도와준다. 생식은 세포 재생이나 생성에 필요한 각종 유기 영양소를 다량 공급해주어 새로운 간세포의 생성을 도와준다 // 3 천연의 항산화제를 공급해준다. 생식을 통해 천연의 항산화제를 공급해주면 과잉으로 생성된 활성 산소가 지질과 결합하여 간염, 간경변, 간암으로 진행되는 것을 막아 준다 // 4 체질을 개선시켜 준다. 생식을 통해 알칼리성인 식물성 식품을 섭취하게 되면 산성화된 체질이 건강한 약알칼리성으로 개선되어 인체의 저항력이 증강된다 // 5 장내 청결을 유지시켜 준다. 효소가 살아있는 생식은 에너지 효율이 매우 높기 때문에 장내에서 노폐물을 최소한으로 발생시키고 풍부한 섬유소가 장을 청소하는 역할을 해주기 때문에 장을 깨끗하게 씻어내는 역할을 한다 // 6 조혈, 정혈 작용을 돕는다. 피가 깨끗해지고 튼튼해지면 당연히 간의 자연 치유력이 향상된다. 한방에서는 간을 혈해血海라 하는데 실제로 간은 상당히 복잡한 혈액 관계로 얽혀 있고 간에 출입하는 혈액량은 심장 박출량의 1/3이나 되며 간 속을 흐르는 혈액의 양은 1분당 1500㎖나 된다. 따라서 피가 탁해지는 것과 간의 건강 상태는 밀접한 관련을 지니고 있다. 생식은 피를 맑게 하고, 특히 엽록소는 간 기능의 저하로 인한 모든 증상에 매우 효과적이다.

이와같이 간장병 환자들은 생식으로 간 기능을 회복하는 것이 가능한데, 생식을 하면서 지켜야할 생활 수칙이 있다. 절대로 과식은 금하고, 간에 해로운 동물성 지방을 피하고 식물성 지방도 과다하게 섭취하지 않도록 주의하며, 비타민제나 간장약을 무분별하게 복용해서는 안된다. 또한 면역력 증강을 방해하는, 술, 담배, 향신료를 절대 삼가며, 된장 찜질이나 커피 관장으로 변비를 해소함으로써 간 기능을 해치는 유독 가스의 생성을 억제한다. 그리고 분노, 좌절감, 스트레스를 다스리고 마음의 평화를 얻고 신선한 공기와 깨끗한 물을 자주 접하는 것도 간 기능을 회복하는데 많은 도움이 된다.

5 3 순환기계 질환 / 피흐름이 나빠진다?

순환기계 질환이란 혈액의 흐름에 장애가 생겨서 발생하는 질병으로 고혈압, 고지혈증, 동맥경화증, 심장병, 뇌졸중 및 중풍 등이 이에 속한다. 고지혈증은 체내 지질 대사에 이상이 생겨서 혈중의 지질^{콜레스테롤, 중성 지방}이 비정상적으로 높아진 상태를 말한다. 고지혈증 증세가 오래 지속되면 동맥 혈관의 내막에 콜레스테롤이나 지방의 찌꺼기가 끼게 되어 혈관이 탄력성을 잃게 되고 동시에 내강이 좁아져서 혈액의 흐름이 원활하게 되지 않는데 이러한 변화가 바로 동맥경화증이다.

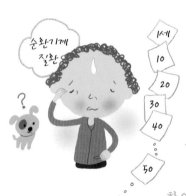

심근경색은 동맥경화증 증세가 심장에서 일어나는 것이고, 뇌경색은 뇌에서 이같은 증세가 일어나는 것이다. 이처럼 모든 순환기계 질환의 초기 단계는 고지혈증으로부터 시작하는데 고지혈증은 이러한 여러가지 순환기계 질병을 예고하는 주의 신호라고 할 수 있다.

하지만 대부분의 고지혈증 환자들은 따로 특별한 증상을 느끼지 못하기 때문에 제대로 치료를 하지 못하고 방치하게 되고 그 결과 콜레스테롤이 동맥 혈관 벽에 서서히 축적되어 혈전이 형성되고 심근경색이나 뇌혈관 질환으로 진행하게 된

다. 혈액은 우리가 공기를 들이마시고 음식물과 물을 먹으면서 생명을 유지할 때
산소와 영양분을 온 몸 구석구석에 보내주고 그 과정에서 생긴 노폐물들을 몸 밖
으로 내보내는 역할을 한다. 피가 깨끗하고 피가 다니는 통로인 핏줄 또한 막힘없
이 깨끗하게 뚫려있다면 피가 하는 일들에 문제가 생길 수가 없다. 그러나 여러가
지 이유로 피가 더러워지고 핏줄이 막히게 되면 고지혈증을 비롯한 순환기 질환
이 생기는 것이다. 피를 나쁘게 하는 원인은 나쁜 공기, 나쁜 물, 나쁜 음식, 분노
와 스트레스, 운동 부족, 독성 물질 등이다.

순환기계 질환 고치기

NO!!
동물성기름

5 4 순환기계 질환 / 생식으로 고친다

순환기계 환자들은 정기적인 운동과 함께 콜레스테롤이 많은 음식과 동물성 지
방의 섭취를 줄이고 섬유소가 풍부한 식사를 해서 칼로리의 과잉 섭취를 막아야
한다. 또한 생수를 하루에 1-2ℓ 정도 꼭 마셔야 하며, 담배와 알코올, 카페인, 소
금 섭취를 최소한으로 줄여야 한다. 이러한 식이 요법을 하려면 생식이 최상의 조
건이라고 하겠다. 순환기계 환자들이 생식을 하면 좋은 이유는 다음과 같다.

야채식사

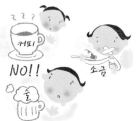

다이어트

1 생식에 풍부하게 포함되어 있는 엽록소는 정혈 작용을 해서 피를 건강하고
깨끗하게 만들어 준다.

2 생식은 저칼로리, 저지방식으로 콜레스테롤이나 중성 지방이 거의 들어있지
않기 때문에 고지혈증이나 고혈압 등의 순환기계 질환을 예방하고 개선시킨다.

3 생식을 하면 단순 당질이 아닌 복합 탄수화물을 섭취할 수 있다. 따라서 혈중의
중성 지방 농도가 급격히 상승하는 것을 막아 준다.

4 생식에는 비타민과 무기질이 풍부해서 생체 항상성을 유지하는 것을 돕는다.

5 생식으로 풍부한 섬유소를 섭취하여 혈중 콜레스테롤 수치를 낮춘다. 섬유소가

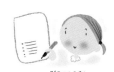

커피
NO!!
소금
술

칼로리 조절

많은 식품으로는 덜 도정된 곡식(현미, 보리, 통밀 등), 채소(배추, 무청, 도라지, 버섯 등), 해조류(김, 미역, 다시마 등)와 두류(콩, 팥, 녹두 등)가 있는데, 생식은 앞의 모든 것을 포함하고 있다.

5 5 당뇨병 / 왜 생길까?

탄수화물이 체내에 섭취되면 당^{glucose}으로 변하고 이 당은 세포 내의 미토콘드리아라는 발전소로 들어가 효소, 비타민, 미네랄, 산소, 수분의 도움을 받아서 A.T.P$^{adenosine\ tri-phosphate}$라는 체내 에너지를 만들어 낸다. 그런데 당이 이 A.T.P를 만들어 내지 못하고 그대로 소변을 통해 몸 밖으로 배설되는 것이 당뇨병이다. 예를 들어 휘발유 탱크에 담겨진 기름은 엔진의 캬브레이터에서 연소열로 바뀌어 엔진을 움직여주어야 하는데, 탱크에 구멍이 뚫려 기름이 자동차 밖으로 새나가는 현상과 같다. 연료 탱크에 구멍이 뚫려있다면 아무리 좋은 기름을 많이 넣어도 자동차가 제대로 굴러가지 않는 것처럼, 사람도 먹은 것을 체내에서 이용하지 못하면 아무리 좋은 것을 많이 먹어도 무용지물이 되고 신진 대사에 장애를 일으켜 당뇨 합병증을 불러온다. 당뇨는 특히 대표적인 현대병으로 분류되고 있지만 옛 문헌을 보면 놀랍게도 당뇨병에 대한 설명이 정확하고 자세하게 언급되어있음을 알 수 있다.

膏珍甘味 多食者, 內熱極甚 運動不足, 轉消渴이라는 말은 기름지고 맛있는 음식을 많이 먹는 사람이 근심 걱정을 많이 하고 운동을 하지 않으면 당뇨병에 걸린다는 뜻이다. 옛날에는 십리길도 걸어다녔던 시절이라 운동이라는 개념이 따로 없었으므로 애초의 문구에는 운동 부족이라는 말이 없지만 필자가 임의로 넣었다.

당뇨병에 대한 한방의 다른 해석을 보면 당뇨로 인한 합병증에 대한 원인과 치료
방법을 발견할 수 있다.

眼 受 血 能 視	눈은 피가 공급되어야 볼 수 있고
足 受 血 能 步	발은 피가 공급되어야 걸을 수 있으며
手 受 血 能 攝	손은 피가 공급되어야 움켜 쥘 수 있다
指 受 血 能 握	또한 손가락은 피가 공급되어야 잡을 수 있으며
性 器 受 血 能 勃 起	성기는 피가 공급되어야 발기된다

당뇨로 인한 합병증으로 대표적인 것이 망막 손실(눈), 피부 궤저(발), 신장염(신
장), 발기 부전 등인데 위의 문구에서 알 수 있듯이 당뇨병의 치료에는 깨끗한 피
가 충분히 공급되는 것이 가장 우선적으로 필요하다.

56 당뇨병 / 생식으로 고친다

당뇨병 환자들은 식이 요법과 운동을 통해 혈액 순환을 촉진시키고, 밝은 마음을
가져 혈압과 혈당을 상승시키는 스트레스 호르몬의 분비를 억제시키도록 해야
한다. 식이 요법은 혈당이 올라가지 않도록 콜레스테롤과 지방이 함유된 식품을
제한하고, A.T.P로 만들어 주는데 필수적인 비타민, 미네랄, 각종
효소가 풍부한 채소, 인슐린의 수요를 적게 하고 혈중 지방을 낮
추고 체중을 감소시키기 위해 섬유질이 많은 현미, 보리, 콩, 메밀,
수수, 귀리 등을 섭취해야 한다. 혈당치를 급격히 상승시키지 않고
혈당치를 안정시키기 위해서 '글리세믹 지수(식품을 먹은 뒤 얼마나 빨리 혈당치
가 올라가는지를 측정한 것)'가 최저치에 가까운 사과와 콩류 또는 마늘, 양파,
늙은 호박, 오이, 효모, 참마, 김, 미역, 다시마, 두부, 땅콩 등 혈당을 내리는 식품

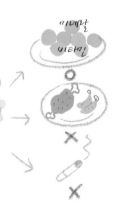

113

을 먹어야 한다. 그리고 과식을 절대 금해야 한다는 사실을 명심해야 한다. 이러한 식이 요법을 생식으로 지켜나가면 다음과 같은 점이 좋다.

1 생식은 통곡식과 콩류, 야채처럼 복합 탄수화물과 섬유소가 풍부한 식품으로 구성되어 있어 혈당 유지, 콜레스테롤 저하 효과로 혈당의 조절을 도와준다.

2 생식에는 인슐린의 작용을 돕는 GTF^{glucose tolerance factor}아연, 칼슘, 마그네슘,

당뇨병 환자가 운동시 지켜야 할 주의 사항

당뇨병 환자에게 운동은 식습관 만큼이나 중요하다. 비슷한 상태의 당뇨병 환자가 똑같이 생식 치료를 하고 있어도 운동을 하고 안하고에 따라 혈당이 정상화되는데 많은 차이를 보인다. 운동은 혈당을 조절하는 것은 물론 혈관 합병증을 예방하고 췌장의 부담을 덜어 췌장 기능을 부활시키는데 효과적이다. 당뇨병 환자는 현재의 건강 상태와 체중, 혈당치를 정확히 알고 이에 알맞는 운동 계획을 세우는 것이 중요하다.

혈당치가 너무 높거나 케톤이 나오는 경우는 혈당치가 250mg/dl 이하로 조절하고 난 후 운동을 시작하는 것이 좋다 // 공복일 때나 식사 직후의 운동은 피한다. 식사 후 1-3시간이 지난 다음 운동을 한다 // 경구 혈당 강하제를 복용하거나 인슐린 주사를 맞는 환자는 약물의 양을 차츰 줄이는 게 좋다 // 함께 운동할 사람이 있으면 좋고 저혈당에 대비해서 사탕이나 초콜릿 등 당분이 든 음식을 지니고 다닌다 // 단시간 동안 격렬한 운동을 하거나 몸에 무리가 가지 않도록 주의한다 // 특히 비만한 환자는 운동과 체중 조절을 병행하도록 한다 // 준비 운동을 포함한 운동 시간이 1시간이 넘지 않도록 한다. 너무 장시간 운동을 하면 저혈당에 빠질 우려가 있다 // 당뇨병 환자는 몸의 관절이 굳어 있기 쉬우므로 꾸준한 스트레칭을 해주는 것이 좋다. 처음에는 눕거나 앉아서 관절을 움직이고 늘려주는 단순한 스트레칭 동작부터 시작해서 집 주변이나 운동장, 가까운 주변 야산 등 차츰 운동 반경이나 정도를 늘려가도록 한다 // 운동 후에는 특히 발을 세심하게 살펴야 한다. 발에 맞는 편안한 운동화를 착용하고 운동 후에도 미지근한 물에 발을 깨끗이 씻는 것이 좋고 작은 상처라도 반드시 치료해야 한다.

비타민 B6 를 비롯한 각종 비타민, 미네랄이 풍부하다.

3 생식은 인체 내에서의 에너지 효율이 높아 한끼에 150~170kcal 라는 초소식으로 충분한 식사가 된다. 따라서 과식으로 인한 혈당의 급격한 상승을 막아 준다.

4 생식은 혈액을 깨끗하게 하며, 인체 내에 불필요한 노폐물을 배설시키는 작용이 있어 당뇨병 환자의 각종 합병증을 예방할 수 있다.

5 생식은 무농약, 유기농의 깨끗한 원료만을 엄선하여 만들어 진다. 깨끗하고 신선한 식품은 건강한 세포를 재생시켜 A.T.P를 잘 만들어 낸다

5 ㄱ 암 / 먹는 데서 시작된다

한때는 부부라는 이름으로 서로를 믿고 사랑했던 이들이라도 이혼을 결심하는 순간부터는 원수보다 더 먼 사이가 되는 걸 볼 수 있다. 어떤 부부라도 처음 결혼식을 올릴 무렵에는 헤어지겠다는 마음 같은 건 없었겠지만 갈등이 깊어지고 더 이상 해소할 수 없는 지경에 이르면 서로 헤어져서 이웃보다 못한 남으로 등을 돌리게 되는 것이다. 암세포라는 것이 바로 이렇게 사랑하던 부부가 헤어지는 것과 아주 비슷하다.

암세포의 가장 큰 특징은 처음에는 우리 몸 안의 세포였던 것이 어떤 원인으로, 변하여 암세포가 되는 것이기 때문이다. 사람의 몸을 구성하는 모든 세포들은 정해진 수명이 있어서 태어나고 죽는 것을 되풀이하는데 여기에는 반드시 일정한 질서와 조화가 있다.

그러나 암세포는 이런 세포의 자율적인 조화를 무시하고 무제한으로 증식하여 각종 암의 종양 조직으로 발전하고 생명을 위협한다. 처음에는 정상적인 몸의 일부분이었던 세포가 왜 암세포로 되는지에 대한 원인은 아직까지 현대 의학의 힘

으로는 밝혀내지 못하고 있다. 다만 몇가지 밝혀진 발암 물질들이 암세포를 만들어 낸다는 정도만 규명해냈을 뿐이다. 암癌이라는 한자를 살펴보면 입 구口자가 세 개, 거기에 뫼 산山자가 더해져 있다. 필자는 이를 병이 되는 음식, 병이 되는 환경, 병이 되는 생각이 산처럼 쌓이면 암이 된다는 말로 풀이하곤 한다.

암은 식생활과 생활 습관, 정신적 요인 등에 의해 혈액이 탁해지고 신체의 면역 기능이 떨어져 생기는 병이기 때문이다. 즉 암세포는 인체 내의 환경이 오염되고 악화되어 더 이상 정상적인 세포로 살아가기 힘들면 세포 자신의 생존 본능에 의해서 그 환경에 맞게 비정상적으로 생장해 가는 세포 조직이라고 할 수 있다.

암을 일으키는 가장 주요한 원인은 무엇보다도 식습관이다. 특히 음식물과 관련이 깊은 암은 식도, 위, 결장, 직장, 흉부, 폐, 간, 췌장, 자궁, 방광, 전립선에 발생하는 암을 비롯하여 대부분의 암이 이에 해당한다고 볼 수 있다. 비타민 C, E, A, Se, 식이성 섬유질 등의 영양소 부족도 암의 원인이 된다. 우리가 평소에 먹고 마시는 식품에는 탄수화물, 단백질, 지방, 비타민, 광물질 등 수많은 성분의 물질이 들어있다. 그런데 자연 상태의 식품에 여러 차례의 가공을 거듭하면 영양 성분 중 많은 부분이 파괴되거나 변질되는데, 이런 식품을 오랫동안 섭취하면 인체에 필요한 영양소의 부족으로 인해 암을 비롯한 각종 만성 질환에 걸릴 위험성이 높아진다.

가공에 의해 파괴되거나 손실되기 쉬운 비타민과 미네랄, 식이성 섬유질 등은 인체를 암으로부터 보호하는 중요한 역할을 하기 때문이다. 섬유질을 많이 섭취하는 아프리카 주민들 사이에는 대장암이 거의 발견하지 않는다. 또 비타민 A를 함유한 식품을 많이 섭취한 흡연자는 그렇지 않은 흡연자보다 폐암에 덜 걸린다는 연구 결과도 나와 있다.

5 8 암 / 생식으로 고친다

암환자들은 가장 큰 발암 요인이 되는 동물성 지방이나 동물성 단백질 섭취를 줄여야 하는데, 특히 육류의 화식은 아주 안 좋다. 또한 식품 첨가물이 들어있는 인스턴트 식품이나 가공 식품, 유익한 섬유질의 기능을 무력화시키는 설탕을 섭취하지 말아야 하며, 암에 치명적인 알코올과 흡연을 절대 금해야 한다. 이러한 암환자들의 식이 요법은 당연히 생식을 통하면 가장 좋으며, 생식이 암환자에게 이로운 점은 다음과 같다.

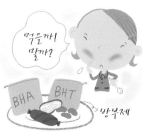

1 생식은 저하된 면역력을 증강시켜 인체의 면역계가 스스로 암세포와 싸우도록 돕는다.

2 천연의 생식에는 인체에 유용한 효소가 살아 있다. 이는 체액을 건강한 약알칼리로 유지시켜 인체의 자연 치유력을 극대화시킨다.

3 체내에서 노폐물의 생성이 적어 혈액이 탁해지는 것을 막아 준다.

4 유기 농법으로 재배된 곡채식에는 항암성의 생리 활성 물질이 풍부하게 함유되어 있다.

5 영양학적으로 생식은 식품에 함유된 무수한 영양소들을 파괴되지 않은 상태로 섭취할 수 있다. 특히 동결 건조한 생식은 소화 흡수가 용이하여 소화에 어려움을 겪는 암환자들도 쉽게 먹을 수 있다.

5 9 비만 / 질병인가? 불편함인가?

먹기 위해 산다는 우스갯소리가 있을 정도로 살아가는데 먹는다는 것은 대단한 즐거움 중의 하나다. 하지만 비만이 될 정도로 먹는 즐거움에 탐닉한 사람이라면 건강까지 욕심낼 수는 없을 것 같다. 비만은 단지 체지방을 늘리는 것을 넘어서서 몸의 여러 기능들을 악화시키고 질병을 야기하기 때문이다. 비만해진다는 것은 자연 법칙을 위반한다는 말과 같다. 야생 동물에게 비만이라는 단어는 존재하지 않는데, 실제로 야생 수킹 100마리를 잡아서 평균 무게를 달아보면 그 편차가 불과 100g 정도 밖에 안된다. 하지만 같은 동물이라도 사람이 기르는 가축은 그 차이가 훨씬 크다. 비만 때문에 고민하는 사람들은 도대체 왜 이렇게 살이 찌는 걸까? 원래 살찌는 체질이 아닐까? 하고 여러가지 이유를 들겠지만 사실 살이 찌는 원리는 너무나 단순하다. 가축에 비유해서 좀 안됐지만 가축을 빠른 시간 안에 살찌게 하려면 고단백 고칼로리의 사료를 많이 먹이고 움직이지 못하게 하고 스트레스를 많이 받게 하면 된다. 사람이 살이 찌는 것도 이와 마찬가지다.

음식으로 섭취하는 칼로리는 높은데 반해서 움직이거나 운동 등으로 소비되는 칼로리가 그에 미치지 못하면 남는 여분의 칼로리는 지방으로 변해서 몸 이곳저곳에 비축된다. 거기에 스트레스까지 더해지면 지방은 더 수월하게 불어난다. 살이 찌는 원리가 단순한 것처럼 살을 빼는 원리 또한 너무나 간단하다. 적게 먹고 많이 움직이고 스트레스를 적게 받으면 자연스럽게 몸에 에너지로 저장된 지방이 연소되고 새로운 에너지도 투입되지 않으므로 살이 빠지게 된다.

1996년 세계보건기구WHO에서는 비만을 치료를 해야 할 질병으로 발표한 바 있는데, 비만을 질병의 범주로 분류하는 것은 질병 그 자체보다는 비만으로 인한 합병증이 심각하기 때문이다.

비만으로 인한 질병에는 고혈압, 당뇨병, 뇌혈관 질환(중풍), 고지혈증, 심장 질환과 같이 혈관에 기름기가 축적되어 발생하는 합병증이 가장 많고, 이외에도 관절염, 통풍, 호흡 기능 장애, 불임, 월경 불순, 정력 감퇴 등과 같은 내분비 기능 이상을 초래하며 장암이나 유방암과 같은 암 발생 빈도도 매우 높다고 보고되어 있다.

6ㅁ 비만 / 생식으로 고친다

비만을 고치려면 가장 중요한 원리가 과식하지 않는 것이다. 따라서 당질 식품을 피하고, 포만감을 쉽게 느낄 수 있도록 섬유질이 많은 곡식(현미, 보리, 콩, 메밀, 수수, 귀리 등)을 주식으로 하면 된다. 비타민과 미네랄이 풍부한 야채류, 버섯류 및 해조류나 과일이 좋지만, 과일은 수분이 매우 많아 저녁에 먹으면 배뇨가 증가하여 수면 방해를 일으키고 신장에 부담을 줘서 부종이 생기며 대사 기능이 떨어져 체중이 쉽게 줄어들지 않는다는 사실을 명심해야 한다. 그리고 비만 환자들은 튀기거나 볶은 요리보다 굽거나 찌는 요리를 하는 것이 좋으며, 조리할 때는 설탕, 기름, 소금은 적게 써야 한다.

칼로리만 높고 영양가가 낮은 인스턴트 식품을 삼가고 외식을 하더라도 패스트푸드나 튀김 종류는 피하는 것이 좋다. 식욕을 증진시키는 만성적인 스트레스를 받지 않도록 하면서, 꾸준한 운동과 규칙적인 식사 습관을 갖도록 한다. 하루 종일 굶다가 갑자기 포식을 한다거나 한끼를 건너뛰는 식사를 하면 우리 몸은 굶게 되는 것을 대비해서 음식이 들어오는 대로 에너지를 보유하려는 경향이 있다. 또 같은 양이라도 한꺼번에 먹는 것은 세번에 나누어 먹는 것보다 더 많은 피하 지방을 축적시킨다는 사실을 잊지 말아야 한다.

이와같이 과식하지 않고 적당한 양의 곡식과 채소, 버섯류를 골고루 섭취하기 위해서는 생식이 좋다. 생식이 비만에 좋은 이유는 다음과 같다.

1 생식은 인체 내에서의 에너지 효율이 높아 한끼에 150~170kcal라는 초소식으로도 충분한 식사가 된다. 따라서 과식으로 인한 비만을 막아 준다.

2 생식은 통곡식과 콩류, 야채처럼 복합 탄수화물과 섬유소가 풍부한 식품으로 구성되어 있어서 포만감을 주므로 일반식보다 적은 양을 먹게 된다.

3 생식은 혈액을 깨끗하게 하며, 인체 내에 불필요한 노폐물을 배설시켜 비만으로 유발되는 여러 질환을 예방한다.

6¹ 변비 / 부끄러운 질병?

식생활이 서구화되고 스트레스를 받게 되는 일이 점점 많아지면서 변비로 고생하는 사람들이 늘고 있다. 특히 젊은 여성들은 변비 때문에 말못할 고민을 하는 경우가 많은데 변비약을 먹지 않으면 화장실에 갈 수 없다는 사람도 있고 심한 사람은 약을 권장량의 서너배나 털어넣고도 시원스럽게 변을 보지 못하는 경우도 있다. 하지만 본인이 당장 그런 처지에 놓여있는데도 변비를 질병이라고 생각하지 않는다는 것이 문제다. 변비를 대수롭지 않은 증상으로 여기고 만성이 되도록 내버려둔다면 건강에 있어서 심각한 문제들을 야기할 수 있다.

제대로 배설되지 못하고 장내에 오랫동안 정체된 변에서는 독소들이 생성되는데 이러한 독소들이 문맥 혈관을 타고 간장으로 들어가면 간 기능을 저하시키고 혈액을 오염시켜 각종 질병을 일으키기 때문이다. 더구나 오래 지속되는 변비는 장암을 비롯한 각종 암과 혈액 오염으로 각종 난치병을 가져오게 되므로 간단하게 생각할 증상이 아니라 질병의 예비 증상이므로 치료해야 할 질병이다.

변비는 크게 이완성 변비와 경련성 변비로 나눌 수 있다. 이완성 변비는 불규칙한 식사나 배변 습관으로 인해 대장의 기능이 떨어져 대장 운동이 활발하지 못해서 생긴다. 대장 운동이 활발하지 못해 변을 항문쪽으로 밀어내지 못하고 장내에 정체해 있는 상태로 대개 고령자나 비만, 허약 체질자, 대장 기능이 떨어진 사람에게 나타난다. 며칠 동안 변을 보지 못하지만 특별하게 불편한 증상은 없으며 간혹 변을 보면 굵고 딱딱해서 화장실에서 오랜 시간 동안 고생을 하게 된다.

이완성 변비는 흰쌀, 흰빵, 면류, 과자류 등의 정백한 녹말질 식품을 많이 먹고 있는 사람에게 일어나기 쉽다. 이런 식품에는 대장벽을 자극하는 섬유질이 현저하게 부족하기 때문에 대장 운동이 원활하게 일어날 수가 없다. 또 동물성 식품을 과다하게 섭취하면 장을 극도로 피로하게 만들기 때문에 장 기능을 저하시키는 원인이 된다. 단음식을 즐기는 사람도 변비에 걸리기 쉬운데 이는 흰설탕이 조직을 늘어나게 만드는 작용을 하기 때문이다. 이와 같은 여러가지 식습관과 아울러 섬유소 부족, 운동 부족, 불규칙한 생활 습관이 함께 어우러지면 반드시 변비가 따라오게 되어있다.

이완성 변비와는 대조적으로 경련성 변비는 대장이 흥분되어 경련을 일으켜서 변이 앞으로 나가질 못해서 일어난다. 변을 보고 싶은 마음은 굴뚝 같은데 시원스럽게 배변이 곤란한 경우가 많고 변이 대장 속에 머물러있는 동안 변의 수분이 장벽으로 과도하게 흡수되어 딱딱하고 동글동글한 변을 보게 된다. 경련성 변비는 복통과 메스꺼움을 동반하는 경우가 많으며 변비와 설사가 번갈아 나타날 수도 있다. 이와 같은 증상은 과로와 스트레스가 주원인으로 정신적으로 긴장을 하거나 신경이 지나치게 예민한 사람에게 잘 나타난다. 대개 자율 신경이 불안정한 사람이 외부적인 자극을 받게 되면 이를 계기로 변비가 발생하는데, 변비를 일으키는 외부적인 자극으로는 세균 감염이나 알레르기성 장염, 항생 물질의 복용으로 인한 장내 세균의 이상, 변비약의 남용, 과로, 수면 부족, 정신적인 스트레스 등을 들 수 있다. 이중 가장 문제가 되는 것은 정신적인 스트레스이다. 스트레스는 자율 신경의 균형을 붕괴시키고, 부교감 신경의 역할을 강하게 하기 때문에 대장 활동이 이상하게 항진하여 경련이 일어나고 변의 통과를 방해한다.

6 2 변비 / 생식으로 고친다

변비 환자들은 수분을 많이 흡수해 변을 크고 연하게 해주는 섬유질이 풍부한 통곡식, 과일, 야채, 콩 등을 충분히 섭취하고, 섬유질이 없고 장내에서 오랜 시간 정체해서 부패와 발효를 일으켜 대량의 독소를 발생하는 육류 섭취를 자제해야 한다. 따라서 주식을 현미로 바꾸고 야채와 해조류, 변비 치료에 좋은 잔생선류의 부식으로 식생활을 개선한다. 물은 하루 6-8잔은 마셔야 하며, 규칙적인 배변 습관을 길른다. 특히 아침 식사 후에는 하루 중 대장 운동이 가장 활발하게 이루어지므로 이때 배변하는 습관을 들이면 변비를 고치는데 많은 도움이 된다. 그리고 정백 식품을 비롯한 가공 식품, 커피, 홍차, 술, 담배 등을 금하는 것은 물론이고, 잠들기 전에 음식을 먹는 것을 삼간다. 변비 증세가 심할때는 단식이나 커피 관장, 된장 찜질, 붕어 운동 등 해독 요법을 병행하면 좋다. 습관적으로 배를 마시지해주면 대장에 직접적인 자극을 주어서 연동 운동을 촉진한다.

손바닥을 비벼서 따뜻하게 한 다음 손바닥 전체로 배를 마사지하면 되는데 배꼽을 중심으로 둥글게 타원을 그리면서 마사지해준다. 허리 뒷부분을 마사지해주

는 것도 신경을 자극하여 자율 신경의 활동을 높임으로써 대장 운동을 촉진시킨
다. 허리 뒷부분을 따뜻하게 해주고 손으로 마사지해주면 자연히 배변 욕구가 생
긴다. 운동은 혈액 순환을 좋게 하고 산소와 영양을 원활하게 공급해줌으로써 대
장 기능을 활발하게 해준다. 또한 심장이나 폐의 활동력을 높여주고 신진 대사를
양호하게 하며 몸의 리듬을 고르게 해주는데 이것은 배변을 원활하게 하는 중요
한 작용을 한다. 하루에 두시간씩 걷기만 해도 모든 변비증은 해소할 수 있다. 다

유익균이 하는일

사람을 비롯한 젖먹이 짐승의 장에는 자기 체세포의 약 2배에 가까운 세균이 살고 있다. 이 세
균들은 크게 유해균과 유익균으로 크게 나뉘는데, 둘 모두 각자의 자기 역할을 잘 담당하고 있
어야 몸이 건강하다. 그런데 두 균간의 균형이 깨지거나 균들의 먹이가 부족하게 되면 장내에
는 변비를 비롯한 문제가 발생한다. 항생제 같은 약물을 남용하면 장내의 유해균 뿐만 아니라
유익균도 죽이기 때문에 두 균들 사이에 균형이 깨지게 된다. 또한 섬유질이 부족한 식사를 하
거나 수분이 부족하면 세균들이 섬유질을 분해하여 먹이로 삼기 때문에 변비가 생긴다. 장내
의 유익균이 하는 작용은 다음과 같다.

1 칼슘이 풍부한 유제품을 소화하기 쉽도록 우유의 소화 효소인 락타제를 만든다.

2 질병을 일으키는 세균을 죽이거나 활동을 둔화시키는 항균 물질을 만든다. 유익균은 나쁜 균
들의 영양분들을 빼앗기도 하고, 공격해 들어온 박테리아, 바이러스 및 효모들에 대항
하는 항균 물질들을 만들기도 한다.

3 소화관의 효율을 높이기 때문에 장의 기능을 강하게 만든다.

4 콜레스테롤 수치를 낮추어준다.

5 유, 소아의 소화 기능과 면역 체계를 발달시키는데 중요한 역할을 한다. 유아의 비피더스균
은 모유에 많이 들어있는데 비피더스균이 부족하면 알레르기나 장의 흡수 장애가 일어난다.

6 유독한 성분이 들어있는 많은 오염 물질의 활동을 저하시킨다.

7 여성 호르몬인 에스트로겐의 순환을 도와 폐경기 증후군과 골다공증을 줄여 준다.

만 경련성인 경우는 몸에 무리가 가지 않도록 주의해야 한다. 스트레스는 변비를 일으키고 더 악화시키기도 한다. 특히 스트레스가 직접적인 원인이 되는 경련성 변비의 경우 정신적인 스트레스를 관리하는 것이 매우 중요하다.

불가佛家에서는 화장실을 해우소解憂所라 하여 생리적인 현상 뿐만 아니라 마음의 근심까지 소멸시키는 공간으로 보았다. 스트레스가 변비를 불러오고 변비 때문에 고통스러우면 또다시 스트레스를 받게 되는 악순환이 계속되는데 해우소의 지혜를 빌어 마음을 편안하게 가진다면 변비 치료에 도움이 될 것이다.

변비의 치유를 위한 여러가지 방법이 있으나 가장 효과적인 변비 해소책은 생식을 통한 식사 조절이다. 생식이 변비에 좋은 이유는 다음과 같다.

1 생식은 배변을 원활하게 하는 통곡식과 콩류, 야채처럼 복합 탄수화물과 섬유소가 풍부한 식품으로 구성되어 있다. 따라서 특별한 다른 것을 먹지 않고도 생식을 함으로써 변비는 쉽게 해소할 수 있다.

2 생식에 풍부한 엽록소와 효소는 장내의 독성 물질을 제거하여 만성적인 변비에 매우 효과적이다.

6 3   알레르기 / 시작도 끝도 모르는 질환

알레르기는 간단하게 말해서 인체의 면역 기능이 무너지면서 나타나는 질병이다. 인체는 질병으로부터 몸을 보호할 수 있는 면역 체계를 가지고 있어서 외부로부터 들어오는 이물질을 제거하는 역할을 한다. 그런데 알레르기 체질인 사람은 면역계를 담당하는 세포의 활동이 약화되었거나 이상을 일으켜서 저항력이나 면역력이 떨어지고, 이 때문에 외부의 이물질을 적절히 처리하지 못하여 알레르기 증상이 나타나게 되는 것이다. 인체 면역 기능이란 인간이 정상적으로 건강하게 살아가는데 반드시 필요한 정상 생리 활동인데, 면역 기능이 무너지는 것은 어떤 음식을 섭취하는가에 상당한 영향을 받는다. 연구에 의하면 출생 후 15세까지의 알레르기 원인은 72%가 음식물 때문인데 특히 출생 후 1년 내에 우유, 고기 등을 먹게 되면 쉽게 알레르기 체질이 된다. 가족 중에 알레르기 환자가 여러명 있는 경우가 있는데 이것은 알레르기 인자가 유전되는 것이 아니라 비슷한 체질을 가지고 있으면서 식생활이나 주거 환경, 생활 습관 등을 공유하고 있기 때문이다. 알레르기를 악화시키는 대표적인 식생활은 살충제나 보존제 같은 화학 물질이 함유된 오염된 먹거리와 각종 영양소가 충분하게 들어있지 않은 단조로운 식사를 반복하는 것이다. 또한 육식을 과다하게 섭취하면 체내에 유독한 가스가 많이 생성되고 이로 인해 간 기능이 저하되어 피가 탁해진다. 피가 탁해진 다음 단계는 면역력은 저하되는 것이고 자연히 알레르기가 심해진다. 그밖에 약물 과용, 음주, 흡연, 공해, 과로, 긴장, 노여움과 같은 각종 스트레스도 저항력과 면역력을 약화시켜 알레르기 체질을 유발하기 쉽다.

알레르기의 증상으로는 비염, 결막염, 천식, 아토피성 피부염, 접촉성 피부염, 식품 알레르기 등 다양하다. 이런 증상에 현대 의학이 쓰고 있는 대표적인 치료 방법은 항히스타민제와 스테로이드제를 이용한 약물 요법이다. 그러나 약물 요법은 일시적인 증상의 완화에 있어서는 효과를 나타내지만 근본적인 치유라고는 볼 수 없으며, 장기간 사용할 경우 부작용이 발생할 수 있기 때문에 가장 중요한 것은 알레르기를 유발하거나 증세를 악화시키는 식품을 철저히 금하는 것이다.

6 4 알레르기 / 생식으로 고친다

알레르기 질환자들이 지켜야 할 식사 요법 중 가장 중요한 것은 '동물성 식품, 흰 밀가루나 흰설탕 등의 정백 가공 식품, 인스턴트 식품과 가공 식품 등 체액을 산성화시키는 식품을 삼가고 곡식과 채소 위주의 식생활로 체질을 개선해야 한다'는 것이다. 또한 이미 몸 안에 쌓여있는 독소 물질을 제거하기 위해서 곡채식 위주의 식생활을 지속적으로 하면서 깨끗한 생수를 많이 마시고 해독 요법을 실시하며, 스트레스를 줄이고 편안한 마음을 가져야 한다.

생식이 알레르기 환자에게 좋은 이유는 다음과 같다.

1 생식은 인체에 적합한 원료를 공급하여 약한 세포를 건강한 세포로 재생시킨다.

2 생식은 각종 비타민과 미네랄 및 면역 증강 물질을 공급해 면역계를 강화시킨다. 면역력이 강화되면 알레르기 증상이 줄어든다.

3 생식을 하면 섬유질을 충분히 섭취하게 되므로 알레르기의 원인이 되는 금속이나 독성 물질들을 제거해준다.

4 면역력을 증강시키기 위해서는 혈액을 맑게 하는 것이 우선이다. 생식은 체내의 각종 노폐물과 독성 물질로 혈액이 산성화되는 것을 막아 준다.

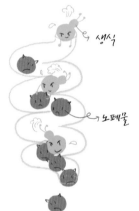

생식

노폐물

생식으로 질병을 치유하려는 분들에게

모든 사물을 긍정적으로 보고 생각하는 사람과 부정적으로 또는 배타적으로 느끼고 행동하는 사람은 삶의 질이나 깊이에 있어서 실로 엄청난 차이가 있다. 예를 들면 같은 돌이라도 걸려 넘어지면 걸림돌이고 딛고 넘어가게 되면 디딤돌이 되는 것과 같은 이치다. 이와 마찬가지로 어떠한 시각을 가지고 병을 바라보느냐에 따라 질병의 치유 정도는 현저하게 달라진다.

대부분의 환자나 가족들은 암이라는 진단을 받는 순간부터 마치 사형 선고를 받거나 한 것처럼 절망하기 시작한다. 암을 사형 선고라고 생각하는 것은 '모든 병은 약으로 고친다' 는 개념에서 출발한다.

약이면 어떤 병이든 고칠 수 있다는 신념이 암이라는 진단에 있어서는 깨지기 때문에 어떤 약으로도 정복할 수 없다는 사실은 곧 암은 못고치는 병, 즉 죽음과 동일한 말로 받아들이는 것이다. 하버드 대학의 심리학 교수인 브리스톨 박사는 《신념의 마력 magic of believing》이라는 저서에서 이긴다는 마음을 가지고 경기에 임하는 경우와 진다는 생각을 하고 임하는 경우를 비교한 실험을 했는데 그 결과를 보면 이긴다는 마음을 갖고 경기에 참가하는 사람들이 3배 이상의 좋은 성적을 거두었다고 한다. 질병 앞에서 기가 꺾여서는 절대로 병을 이길 수가 없다. 내가 반드시 건강해져서 병의 기를 꺾어놓고야 말겠다는 사기가 충천해야 질병에 대적해서 싸울 수가 있는 것이다. 생식은 그 자체로 기가 꽉 차있는 생명의 먹거리이기 때문에 질병으로 고생하는 환자분들에게 가장 믿음직한 건강의 길잡이가 될 수 있다.

독일의 작가인 장 파울은 "인생을 한 권의 책에 비유한다면, 어리석은 이는 책장을 척척 넘겨가면서 읽고 현명한 이는 한장한장 정성스럽게 넘겨가면서 읽는다. 왜냐하면 현명한 이는 그 책을 단 한번 밖에 읽을 수 없다는 사실을 알기 때문이다"라고 했다. 한장한장 정성스럽게 넘겨가면서 인생이라는 책을 읽는 지혜, 어쩌면 이것은 생식을 하는 사람에게 어울리는 말이 아닐까 싶다.

part 7

무엇이든 귀한 것을 얻으려면 그만큼 노력과 고통이 따르는 것이 세상의 이치인데, 생식도 예외는 아닌 듯하다. '최고의 건강식'인 생식을 하는 것이 그리 쉽지는 않다. 하지만 생식은 처음 실행하기는 어렵지만 이후에 누릴 수 있는 건강의 득을 생각해본다면, 고진감래 苦盡甘來라는 고사성어를 떠올리게 될 것이다. 생식을 일단 시작하고 보면 구체적으로 생식을 어느 정도 해야 하는지, 얼마동안 해야 효과가 나는지 등에 대한 궁금증이 따를 것이다. 따라서 생식을 진행하는 과정 중에서 궁금해질 사항에 대해 알아보자.

Part 7 생식 방법

중증의 환자(암, 간경화, 합병증이 나타난 당뇨병 등)이거나 또는 생식으로 빠른 효과를 보고자 하는 사람, 또 비만 정도가 심한 환자는 당연히 하루 세끼를 생식으로 대체해야 한다. 하지만 경증의 환자(알레르기, 일반적인 간장병, 합병증이 없는 당뇨병, 위장 질환 등)나 치료 후 회복 중인 환자, 건강 유지를 목적으로 생식을 하는 사람이라면 하루에 두끼나 한끼 정도를 생식으로 하고 나머지 식사를 일반식으로 할 수 있다. 어떤 경우든 질병의 상태나 생식을 하려는 사람의 생활 방식, 나이, 체질 등을 고려해야 한다.

볼래감

특별한 병이 없는 건강한 사람이라면 한끼 생식과 주말 생식도 권할 만하다. 특히 바쁜 아침 시간에 생식으로 식사를 대신하면 건강해지는 효과를 누리는 것과 동시에 덤으로 시간도 훨씬 유용하게 활용할 수도 있고 식사 준비로 인한 주부의 수고로움도 덜 수 있다. 주말 생식은 한주일 동안 쌓인 피로를 풀고자 하는 사람이나 몸이 무거운 사람, 다이어트를 하는 사람에게 유용하다.

생식을 시작한 사람들의 가장 큰 관심사 중의 하나가 '과연 생식을 얼마동안 해야 효과를 볼 수 있을까' 일 것이다. 물론 생식의 효과는 체질이나 건강 상태, 질병의 정도 등에 따라 다르게 나타난다. 그래서 어떤 사람은 생식을 시작한 지 3개월 정도만 지나도 어느 정도의 효과를 보는 사람도 있고, 좀더 오랜 시간이 걸리는 사람도 있다. 또한 생식만 하는 것보다는 운동 요법이나 해독 요법을 겸하면 생식 효과를 더 빠르게 볼 수 있을 것이다.

그런데 일반적으로 인체를 구성하는 수많은 세포가 각각 생성되어서 노화, 소멸되어 새로운 세포가 생산되기까지의 과정이 3년 정도 걸린다는 사실을 감안한다면, 3년쯤 생식을 꾸준히 해야 확실한 효과를 볼 수 있다고 하겠다. 그리고 생식의 효과를 본 몸의 상태를 그대로 유지하려면, 생식을 중단해서는 안된다. 바꿔말하면 평생 꾸준하고 성실하게 생식을 하는 것이 가장 좋다는 것인데, 늘 하는 것이 힘들면 하루에 한끼, 또는 격일, 주말 생식이라도 하는 습관을 들이면 좋다. 그리고 꾸준한 생식과 함께 항상 편안한 마음을 가지려고 노력하며, 적당한 운동과 해독 요법을 겸하면 효과는 충분히 볼 수 있다.

6ㄱ 생식이 입에 맞지 않아요

생식이 맛이 없는 이유는 일체의 첨가물이 들어있지 않기 때문이다. 일반적으로 유통되고 있는 식품에는 식품의 외관이나 향미, 조직 또는 저장성을 향상시키기 위해 수많은 식품 첨가물들을 사용하고 있다. 그러나 이러한 식품 첨가물은 인체에 백해 무익할 뿐 아니라 미각 신경(혀)을 둔화시켜 맛의 참다운 판단을 흐리게 한다. 따라서 어렸을 때부터 가공 식품에 길들여져 화학 조미료를 비롯한 갖가지 식품 첨가물의 맛에 익숙한 사람일수록 생식의 맛에 거부감을 가지기 쉽다. 이런 사람들은 가루로 만든 생식의 경우 두유나 쥬스, 요구르트, 엷은 꿀물, 산야초 시럽 등에 타서 먹거나 김치 한두쪽, 된장국이나 채소로 만든 국 종류를 곁들여 먹으면 그다지 어렵지 않게 먹을 수 있다.

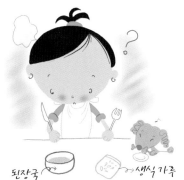

된장국

생식 가루

68 생식을 하면 방귀가 잦은 이유는?

숙변이 있는 사람의 경우 생식을 하면 장내 발효가 정상으로 이루어지게 되므로 일시적으로 가스가 많이 발생되어 방귀로도 나오고 헛배가 부른 경우가 있다. 이 경우에는 숙변이 완전히 발효로 분해되어 방귀의 냄새가 안날 때까지 계속 생식을 하는 것이 좋다.

69 현미밥 vs 현미 생식

아무리 좋은 현미라도 열을 가해 익히는 과정을 거치게 되면 현미가 가지고 있던

쌀의 정미·조리에 의한 성분 변화

음식 100g당		현 미	현미밥	백 미	백미밥
에너지 kcal		338	148	352	146
단백질 g		7.4	3.3	6.8	2.6
지질 g		3.0	1.3	1.3	0.5
탄수화물	당질 g	71.8	31.4	75.5	31.7
	섬유 g	1.0	0.4	0.3	0.1
무기질 mg	칼슘	10	4.0	6.0	2.0
	인	300	130	140	30
	철	1.1	0.5	0.5	0.1
비타민 mg	B₁	0.54	0.16	0.12	0.03
	B₂	0.06	0.02	0.03	0.01
	B₃	4.5	1.6	1.4	0.3

효소가 있으나마나한 상태로 되어버린다. 백미와 비교했을 때 현미는 쌀겨와 씨눈에 풍부한 섬유질과 비타민, 미네랄 등 다량의 영양소를 함유하고 있지만 일단 열을 가하게 되면 배아를 발아시키는 효소가 불활성화되어버린다. 효소가 불활성화되었기 때문에 싹이 날 수가 없고 싹이 날 수 없는 식품은 생명력을 가지고 있지 않다.

현미밥의 경우 효소가 살아있는 상태로 있는 현미의 10배 이상을 먹어야 비슷한 에너지 효율을 낼 수 있다. 효소가 불활성화되었을 때의 에너지 효율은 20%가 채 되지 않지만 살아있을 때 에너지 효율은 85%까지 올라간다. 효소가 활성화되어있는 식품을 먹어야 피가 맑아지고 효소의 생명력을 고스란히 받을 수가 있다. 생식은 화식에 비해 에너지 효율이 5-6배 높아 최상의 에너지원을 공급받을 수 있는 것이다. 앞의 표를 보면 현미를 조리했을 때 섬유질을 비롯해서 대부분의 무기질과 비타민의 손실이 일어나는 것을 알 수 있다.

ㄱㅁ 몸이 차가운데, 생식을 해도 될까?

몸이 너무 차가운 사람들은 생식을 시작하면, 소화가 잘 안되어서 토할 것 같고 위가 아픈 증세가 나타나기도 한다. 그것은 냉증에 걸린 사람의 대부분이 위장의 기능이 나빠졌기 때문에 일어나는 현상이다. 몸이 차가워서 생식을 잘 소화할 수 없다고 생식을 포기하겠다는 이도 있겠지만, 사실상 냉증에 걸린 사람들은 건강에 문제가 많은 사람들인 만큼 꼭 생식이 필요하다.

냉증에 걸린 사람들의 생식 방법은 두가지가 있다. 첫째는 몸이 차도 생식을 꾸준하게 함으로써 추위에 대한 저항력을 키우는 방법이다. 이는 생식이 몸 속으로부터 추위에 대항하는 생명력을 솟아오르게 함으로써 냉증을 극복하게 하는 것이다. 둘째는 몸을 따뜻하게 하는 별도의 생식 요법을 사용해서 차츰차츰 체질을 개선해 나가는 것이다. 즉 몸이 너무 차가운 사람들이 보통 사람들과 같이 곧바로 일반적인 방법으로 생식을 하는 것은 무리이므로 몸에 맞는 생식과 해독 요법을 겸해서 몸을 따뜻하게 체질 개선을 시켜주는 것이다. 이 경우 냉증에 걸리는 사람들은 대체적으로 위가 약하므로, 위가 약한 체질에 맞는 생식을 준비해서 따뜻한 물에 타서 열이 나는 식품인 꿀이나 사과즙을 첨가하여 복용하면 좋다. 그리고 수요법이나 붕어 운동, 모관 운동 등의 해독 요법을 겸해서 노력하면 분명히 체질 개선이 될 것이다.

71 생식을 할 때 고기를 먹으면 안되나요?

자연 요법으로 질병을 고치려는 사람은 자신이 지금까지 간직해왔던 음식에 대한 고정 관념을 버려야 한다. 예전에 72세 된 파킨슨병 환자를 상담한 적이 있는데 육식을 금하는 것이 최우선이라고 충고했더니 고기를 안먹고 어떻게 기운을 차리겠냐며 고개를 가로저었다. 당장 중병에 걸려있는 환자가 이 정도라면 아직까지 건강을 자신하는 사람은 어떨까 하는 생각에 마음이 무거웠던 경험이 있다. 모든 음식 중에서 가장 피를 더럽게 하는 음식이 육식이라는 사실을 명심했으면 한다.

단시일에 육식을 금할 수 없다면 곡식과 채소를 함께 비율에 맞게 섭취하는 것이 필요하다. 인간의 치아는 32개인데 그중 어금니가 20개, 앞니가 8개, 송곳니가 4개로 되어있다. 어금니는 절구치, 방아치라 해서 곡물을 가는 맷돌 역할을 하고, 앞니는 절치라 하여 작두처럼 야채나 채소류, 과일류를 써는 역할을 한다. 송곳니는 견치라 하며 고기나 생선을 물어뜯는데 쓰인다. 비율

로 보면 어금니:앞니:송곳니가 5:2:1이므로 곡물과 야채와 육식의 먹는 비율을 5:2:1로 맞추는 것이 좋다. 치아가 이상적인 비율로 이루어져 있다면 오장육부 역시 치아 구조에 맞게 만들어졌을 것이기 때문이다. 우리 몸에서 음식을 소화시키기 위해 분비되는 효소의 비율에서도 이상적인 식사법의 비율을 찾을 수 있다. 침 속에서 생성되는 탄수화물 분해 효소와 췌장의 단백질 분해 효소, 담즙 속에 있는 지방의 분해 효소는 각각 6:2:2의 비율로 분비되기 때문에 탄수화물과 단백질, 지방을 섭취하는 비율도 최대한 이에 맞게 조절하는 지혜가 필요하다.

ㄱㄹ 한끼는 생식! 나머지 식사는?

주식은 현미 잡곡밥으로 하고 부식은 야채를 충분히 식탁에 올리면 된다. 육식은 최대한 자제하고 정백 식품(흰쌀, 흰밀가루, 흰설탕, 흰소금)과 화학 조미료를 아예 부엌에서 치워버려야 한다. 현미 잡곡밥이 좋다고 해서 항상 흰쌀밥만 먹다가 갑자기 현미 잡곡밥으로 바꾸면 입맛에 익숙하지 않은 사람은 적응하기가 쉽지 않다. 예를 들어 쌀 3컵으로 밥을 짓는다면 처음에는 반컵 정도의 분량만 현미 잡곡으로 대체하고 일주일 간격으로 반컵씩 늘려가는 방법으로 점차 완전한 현미 잡곡밥으로 바꾸는 것이 좋다. '일주일'이나 '반컵' 같은 수치는 본인이나 식구들의 입맛과 적응 정도에 따라서 지혜롭게 가감하면 된다.

ㄱㅋ 생식, 실제로 너무 힘들어요

몸보다 마음이 앞서가면 몸도 망치고 마음도 상하게 된다. 어떤 분은 결혼식장에 갈 때도 현미밥을 따로 싸가지고 가고 간단하게 외출할 경우에도 시간에 맞추어

정해진 양의 물을 마신다. 하지만 웬만큼 몸에 익숙해지지 않은 사람이 이렇게 철저히 생식을 하려면 오히려 역효과를 초래할 수 있다. 특히 성품이 강직하고 자존심이 강한 분들은 이왕 생식을 하려면 제대로 하자는 생각에서 매우 철저한 생식을 하는데 어쩌다 한두번 어긋나게 되면 마치 큰 죄나 지은 것처럼 자책감을 느낀다. 그래서 제대로 하지 않으니 차라리 대충 먹고 지내는 것이 낫겠다고 생식을 포기하기도 한다.

물론 생식을 하면서 금기 식품들을 전혀 손대지 않고 생식의 기본 원칙들을 잘 지키면 더할 나위가 없다. 하지만 오히려 조바심을 내고 욕심을 내는 것은 좋지 않다. 그렇다고 생식을 적당히 하면서 고기도 적당히 먹고 가끔씩 라면도 끓여 먹으라는 말은 아니다. 자신이 정한 생식 방법의 한도 내에서 최선을 다 하되, 못했으면 다음 끼니에 하면 되고 어쨌든 안하는 것보다 낫다는 생각을 가지는 것이 좋다. 도미노처럼 한번 와르르 무너졌다고 모든 것이 일시에 망가지는 것처럼 포기할 것이 아니라 아주 작은 조각 하나라도 다시 처음부터 천천히 세우기 시작하면 되는 것이다.

74 생식할 때의 간식이 따로 있나요?

하루 중 한끼든 세끼든 일단 생식을 하고 있다면, 생식의 효과를 제대로 보기 위해서는 나머지 먹거리도 신경써야 하는 것이 당연하다. 간식을 할 경우에도 공장에서 생산된 과자나 빵, 아이스크림 보다는 자연 식품을 먹도록 해야 할 것이다.

예를 들자면, 과일은 포도나 감, 귤, 딸기, 참외, 수박, 사과, 배, 토마토 등 제철에 나는 것으로 준비해서 먹어야 한다. 그리고 흰밀가루와 색소, 흰설탕, 방부제 등이 들어있는 과자나 빵종류 보다는 무공해 곡식과 채소로 만든 메밀묵, 감자전,

도토리묵, 현미떡, 청포묵 등이 좋다. 그외 콩가루나 견과류, 또는 다시마 등의 해조류가 좋다.

75 어떤 물을 마셔야 할까?

어떤 음식이든 과식을 하면 독이 되지만 반대로 먹지 않아서 독이 되는 것도 있는데 그것이 바로 물이다. 게다가 더욱 문제가 되는 것은 물 대신 커피나 음료수 같은 죽은 물을 먹는 것이다. 식사를 하고 나서 물을 안마시는 사람들도 많고 물은 안마셔도 커피는 꼭 마셔야 한다는 사람도 있다. 또 약국에서 약을 사먹으면서도 드링크제를 꼭 달라고 해서 물 대신 마시는 사람도 많다. 이것은 마치 깨끗한 물로 빨래를 하는 것이 아니라 더러운 물로 빨래를 하는 것과 같다. 예로부터 물이 풍족한 곳에서 살다보니 물은 하찮은 것이고 커피나 차는 더 좋은 것으로 착각하는 경향도 많다. 하지만 물을 공짜로 먹을 수 있는 나라는 우리나라를 비롯해서 극소수의 국가 뿐이다.

중국의 심천 특구에 다녀온 사람의 말을 들어보니 물값이 차에 비해 턱없이 비싸고 사우디아라비아 같은 중동 지방에서는 석유값보다도 물이 더 비싸다고 한다. 유럽의 대다수 국가에서도 아무데서나 마음 놓고 물을 마실 수가 없다. 우리는 헤픈 것을 가리켜 물쓰듯 한다, 누군가를 골탕먹일 때는 물 먹인다, 싱거운 사람은 맹물이라고 하는 것처럼 온갖 하찮은 것을 물에 비유할 정도로 물의 중요성을 과소 평가하고 있다.

물은 크게 살아있는 생명수, 수돗물(한번 죽은 물), 끓인 물(두번 죽은 물), 청량 음료로 나눌 수 있는데 청량 음료는 두번 죽은 물에다 색소와 당분과 방부제를 집어넣은 것으로 물이라고 하기엔 가공 정도가 너무 심각하다. 생명수 속에 생명이 있음은 더 말할 나위가 없다. 깨끗한 물, 살아있는 물을 마시는 것은 다른 어떤 해독제를 먹는 것보다 중요하다. 성인 몸의 약 70%는 수분으로 구성되어 있는데 이 70%의 수분은 그냥 물 자체로 있는 것이 아니고 전해질이라는 세포액과 기타 여러가지 체액으로 구성되어 있다. 생명력이 있고 깨끗한 물과 거기에 녹아있을 여러가지 몸을 구성하는 성분들이 부족함이 없이 잘 균형을 이루어야 우리 몸의 세포 활동이 왕성해진다.

76 생식과 어울리는 마실 거리는?

야채나 과일을 그대로 짜서 즙을 낸 다음 물을 전혀 넣지 않고 그대로 먹는 생녹즙이나 생과일 쥬스, 또는 현미, 현미 찹쌀, 율무, 검은콩, 검은깨를 갈은 것을 이용해서 만든 현미 곡유가 좋다. 특히 야채 생즙은 먹기 힘든 야채를 훨씬 쉽게 많이 섭취할 수 있다는 이점이 있다. 하지만 야채나 과일을 갈아서 먹으면 아무래도 비타민이나 미네랄, 효소 같은 유효 성분들이 손실될 우려가 있으므로, 쥬서기나 녹즙기를 이용해서 가능한 빠른 시간 안에 즙을 내서 곧바로 마셔야 좋다.

그리고 아무래도 생과일 쥬스 보다는 생야채 쥬스의 효과가 크기 때문에 생야채를 주원료로 하고, 거기에 제철 과일을 혼합하면 좋다. 예를 들면 당근 생즙에 사과즙을 섞으면 된다. 또한 먹기 힘든 녹황색 야채를 갈아 먹거나 현미곡유를 먹을 때 천연 벌꿀이나 당밀 등을 첨가한다면 먹기가 훨씬 수월할 것이다.

ㄱㄱ 만성 질병을 퇴치하는 자연 식단

밥-현미 잡곡밥(현미, 현미 찹쌀, 통 보리, 흰콩, 약콩, 서리태, 통보리, 기장, 팥,
   수수, 율무, 차조, 통밀)

국-미역국, 된장국, 감자국, 콩나물국, 무국, 시금치국, 시래기국, 김치국 등 야채
   와 해조류로 만든 국

찌개-된장찌개, 청국장, 두부찌개, 김치찌개, 버섯찌개 등 전통 장류와 채소, 버
   섯 등으로 만든 찌개

김치-맵거나 짜지 않게 담근 김치

반찬-숙채-콩나물, 파래무침, 시금치, 미역나물, 김

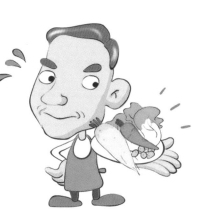

   생채-고구마, 당근, 양배추, 피망, 오이,
      상추, 쑥갓, 깻잎, 양파, 치커리,
      양상추, 고추, 중국배추, 미나리, 돗나물,
      버섯류, 도라지, 더덕

   조림-우엉, 연근, 감자, 두부조림, 콩조림

   마른반찬-김, 다시마, 파래

ㄱ8 생식을 하면 체력이 떨어지지 않을까?

생식을 하면 초기에는 숙변의 배출과 체질 전환이 이루어지는 과정에서 아무리
마른 사람이라도 한두달이 지나면 2-3kg정도의 체중이 준다. 체중이 많이 나가
는 사람의 경우에는 5kg이상 빠지는 사람도 있다. 그러나 계속 생식을 하면 4-6
개월이 지나면서 서서히 체중이 늘어 표준 체중이 된다. 만약 생식을 시작한 지 3

개월이 지나도 계속해서 체중이 줄면 생식의 양을 조금 늘리면 된다. 체중이 줄면 체력이 떨어지게 되지 않을까 우려하는 분들도 있지만 생식은 화식에 비해 인체 내에서의 에너지 효율이 높기 때문에 한끼에 150-170kcal의 적은 열량으로도 충분히 일상 생활을 하는 데 지장이 없으며 오히려 몸 안에 유해한 독소들을 배출시켜주는 효과가 있기 때문에 몸이 가볍고 활력이 넘친다.

실제로 필자가 만나본 사람 중 어느 야구단의 포수로 활약 중인 한 선수 (26세, 신장 178cm)는 생식을 하면서 80kg나 나가던 체중이 68kg으로 줄었다. 하지만 생식을 하고 나서는 오히려 체력과 컨디션이 월등하게 상태가 좋아져서 지금도 왕성한 활동을 보여주고 있다.

79 생식할 때 이건 꼭 지켜야 한다

질병 치료를 목적으로 생식을 할 때는 철저히 지켜야 할 것들이 있다. 우선 현미와 각종 잡곡류(찹쌀, 수수, 차조, 콩 등), 무공해 유기 농법으로 재배한 각종 생채소를 먹되 가능한 익히지 않고 자연 그대로 먹을 것. 모든 음식은 되도록이면 많이 씹어야 하고 깨끗한 물을 하루 1-2ℓ 정도 조금씩 자주 마셔야 한다. 생식을 하지 않고 일반식으로 먹게 될 경우에도 조미와 가공을 최소화하려는 노력이 필요하다.

생식을 할 때 피해야 할 식품은 1 육류 및 가공품(육류, 우유, 계란, 치즈 등), 튀김류 등 기름기가 많은 식품 2 3대 정백 식품(흰쌀, 백설탕, 흰밀가루) 3 인스턴트

음식, 가공 식품, 조미료나 맛소금, 향신료가 들어간 음식 4 술 담배 커피 등의 기
호 식품. 청량 음료 5 소금에 절인 생선, 냉동 생선 등이다. 이러한 식품에 유의하
면서 체력에 맞는 적당한 운동을 규칙적으로 하고 충분한 수면과 휴식을 취해야
한다.

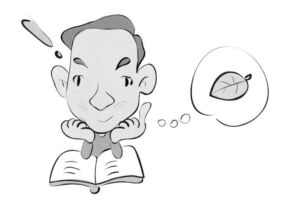

part 8

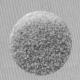

진정한 건강을 찾기 위해서 단단한 각오를 하고 생식을 하기 시작했는데 의외의 반응이 날 수 있다. 갑가기 온 몸이 가렵다거나, 평소에 없었던 설사나 변비 증세, 부종 등의 여러 증세가 나타날 수 있다. 이러한 증상은 생식 초기 또는 생식에 적응이 잘 되고 있다고 안심하고 있을 즈음에 갑자기 나타날 수도 있다. 이러한 증세가 나타나는 것을 명현 반응이라고 하는데, 생식을 하게 되면서 일어나는 일종의 자연 치유력이라고 할 수 있다. 따라서 이장에서는 생식을 할 때 명현 반응이 일어나는 이유가 무엇이며, 구체적으로 어떤 증세가 일어날 수 있으며, 어떻게 대처해야 하는지에 대해서 알아보자.

Part 8 생식의 명현 반응　　142

8⁰ 명현 반응이란?

명현眩眩이라는 말은 원래 한의학에서 쓰이는 용어로 병이 있는 사람이나 체질이
약한 사람이 한약이나 건강 보조 식품을 복용했을 때 '일시적으로' 통증痛症, 발열
發熱, 발한發汗, 발진發疹, 설사 같은 증상이 나타나는 것을 말한다. 이런 증상들은 오
랫동안 건강이 안좋았던 사람에게 나타나는 현상으로 병이 고쳐지고 있는 단계
에서 일시적으로 나타나는 현상이다.

명지대학교 부설 생물공학연구소 소장인 이양희 교수가 주창하는 호
전 반응도 이와 비슷하다. 이 교수는 잘못된 식사를 오래 해서 몸에
이상이 있는 사람이 GDWF grain-dominent whole food 낱알 위주의 통곡식 식사
법으로 바꾸면 밥맛을 잃거나 피로감이 생기는 증상을 비
롯해서 통증, 발열, 과잉 발한, 악취, 설사, 성욕 감퇴, 월경
불순, 탈모, 피부 이상 등의 병적 증상이 나타날 수 있는데 이
런 반응은 건강이 회복되기 위한 일시적 증상으로 일정한 시간이 지나면 정상적
인 상태로 돌아온다고 했다. 미국의 영양 상담가인 Ruth Y. Long 박사 역시 건
강이 좋지 못한 사람들은 체내에 다량의 독이나 배설되지 못한 노폐물이 있을 수
있는데 건강 보조 식품으로 영양의 균형을 되찾으면 인체는 이들을 제거하기 시
작하면서 불쾌한 증상이 일어날 수 있다고 명현 반응을 설명한 바 있다.

8¹ 명현 반응은 왜 일어날까?

생식을 처음 접하는 사람은 여태까지 해왔던 식사법과는 많이 다르기 때문에 사
람에 따라 설사를 하거나 몸이 가려운 증세가 나타나는 등 몸이 적응하기 전까지

이상 반응들이 나타날 수 있다. 이는 우유를 처음 마시는 사람이 몸 안에 우유에 맞는 효소가 없기 때문에 처음에는 설사를 하는 등 몸에 맞지 않는 것 같은 증상이 생기지만 양을 조금씩 나누어 꾸준히 먹게 되면 체내에 우유를 흡수하고 소화할 수 있는 효소가 생겨서 차차 적응하게 되는 것과 같은 이치다. 우리 인체는 신진 대사를 하는 과정에서 만들어지는 수많은 독소 물질을 자체적으로 해독하는 기능을 갖고 있다. 우리가 대수롭지 않게 여기는 대변, 소변, 땀, 호흡 같은 것이 바로 인체가 독소를 체외로 배출시키는 여러가지 해독 방법 중의 하나이다. 그런데 몸이 약한 사람이나 질병이 있는 환자들은 이렇게 독소를 배출하는 능력이 매우 약하기 때문에 유독한 물질이 몸 안에 남아있게 되고 점차 체내에 축적된다. 이런 상태에서 생식을 하게 되면 체내에 쌓여있던 각종 독소 물질들이 한꺼번에 몸 밖으로 나오면서 설사나 가려움, 메스꺼움 같은 명현 반응이 나타난다. 이것은 생식으로 인해 몸의 자연 치유력이 회복되기 시작하는 증거이며 병이 회복되어가는 준비 단계라고 할 수 있다.

다시 말해 명현 반응은 몸을 가장 이상적인 균형 상태로 유지하고자 하는 우리 몸의 자구책이나 마찬가지다. 몸 속에는 여러 기관이 서로 밀접하게 움직이고 있어서 어떤 장기에 병이 들면 그 장기의 기능이 쇠약해지고 연관된 다른 기관까지 영향을 받게 된다. 이러한 불균형 상태가 발생하면 인체는 어떻게 해서든지 정상적인 몸상태를 유지하려고 애쓰게 되고, 생식을 하면서 균형을 상실한 장기들이 기능을 회복하여 균형을 잡기 시작하는데 이 과정에서 몸이 겪는 약간의 혼란 상태가 명현 반응이라고 할 수 있다.

오랜 시간 진행되어 온 만성병을 회복하는 과정에서는 '헤링 hering 법칙' 이 적용

되는데 이 또한 명현 반응과 마찬가지 현상을 보인다. 헤링의 법칙이란, 만성기의
병은 정상의 상태(질병 이전의 상태)로 되돌아 가는 과정에서 옛날에 악화되었던
그대로 표현된다는 되돌림 과정이다. 아래의 표는 병을 야기할 수 있는 그릇된 습
관들이 오랫동안 쌓이면서 만성 질환으로 발전하는 과정이 나타나 있는데, 치료를
시작하고 올바른 습관을 가지게 되면 아래 부분의 화살표와 같이 질병의 증후들은
위로부터 아래로, 안에서 밖으로, 발병의 반대 순서로 없어지는 것을 보여준다.

질병 치료의 헤링(hering) 법칙

그릇된 습관은 이와 같은 만성질환을 유발시킨다

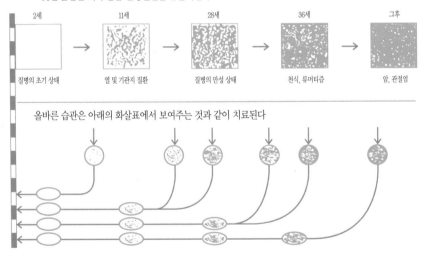

치료과정에서 질병의 증상들은 위로부터 아래로, 안에서 밖으로, 발병의 순서 반대로 없어져야 한다

명현 반응이 나타나면 당황하지 말고 충분히 휴식을 취하면서 해독 요법을 병행
해야 한다. 대부분의 증상들은 시간이 경과하면 점차 가라앉고 그 단계를 지나면
본격적인 질병의 치유 단계로 들어가게 되기 때문이다.

8 2 명현 반응과 알레르기 반응, 이렇게 다르다

명현 반응은 인체가 독을 제거하는 과정에서 일어나는 정상적인 병의 호전 반응 이다. 그러나 현대 의학에서는 명현 반응이나 호전 반응이라는 개념을 인정하지 않고 이를 부작용이라거나 알레르기로 폄하하는 시각도 있다. 그 러나 명현 반응과 알레르기 반응은 근본적으로 엄청난 차이가 있다. 맥박 테스트를 통해서 실험을 해보면 두가지를 쉽게 구 별할 수 있다.

맥박 테스트 방법 일단 생식을 4일 동안 금지하고 그동안 맥박 을 체크한다. 그다음 다시 생식을 진행하면서 맥박을 체크하 여 생식 전과 생식 후의 맥막수를 비교하면 된다. 생식 전의 맥박수와 생식 후의 맥박수가 20번 이상 차이가 나는 것은 알 레르기 반응이고 그에 못미치면 명현 반응이다. 명현 반응은 대개 치료를 시작한 지 2주일 안에 나타나는데 3,4일이 지나면 없어지지만 체내에 독소 물질이 많이 쌓인 사람은 20일에서 몇달까지 가는 경우도 있다.

8 3 병의 증상에 따라 다르게 나타나는 명현 반응

생식을 하면서 나타날 수 있는 명현 반응은 병의 증상, 투병 기간, 개인의 체질 등 에 따라 다르다. 또한 명현 반응의 정도도 개개인에 따라 다르게 나타난다. 다만 여기서는 각 병의 증상에 따라 나타날 수 있는 가장 일반적인 명현 반응에 대해서 소개하기로 하겠다.

병의 증상	나타날 수 있는 명현 반응
산성 체질	졸림, 목과 혀의 건조증, 소변, 방귀가 잦음
고혈압	머리가 무겁고 어지러운 증세가 1~2주간 지속됨, 무기력증
위 기능 쇠약	가슴 부위가 답답, 미열, 음식을 잘 먹을 수 없다
위하수	속이 답답하고 토하고 싶은 느낌
장질환	설사
간 기능 쇠약	토하고 싶은 느낌, 가려움, 발진
간경변	대변에 피나 핏덩어리가 섞여나오는 경우가 있다
신장병	얼굴이 붓는다, 다리 부분에 경미한 부종 현상
당뇨병	배설되는 당분의 농도가 일시적으로 증가, 손발 부종, 무기력증
여드름	초기에는 여드름이 더 많아질 수 있다
치질	대변에 피가 섞여 나올 수 있다
만성 기관지염	입 안이 마른다, 구토, 어지럼증, 가래를 쉽게 뱉을 수 없다
폐 기능 쇠약	가래의 양이 는다, 가래가 노란색을 띤다
축농증	콧물의 양이 많아지고 색이 진해진다
피부 과민	초기에 가려움증이 있다
신경 과민	불면증, 쉽게 흥분되는 경우가 종종 있다
신경통	환부가 더 아플 수 있다
통풍	무력감, 통증

84 명현 반응 / 발진과 가려움증이 나타난다

생식을 시작한 뒤 오톨도톨한 두드러기 같은 것들이 생기고 가려운 증상이 계속
되었다면, 그것은 피부를 통해 독소를 제거하려는 과정이라고 생각하면 된다. 발
진과 가려움은 간장의 해독 작용과 피부의 배설 작용이 원활하지 않을 때 발생하

는데 주로 오랜 기간 약을 복용했거나 피부 질환, 간장병을 갖고 있는 사람들에서 많이 나타난다. 이때는 가렵다고 피부 연고제 같은 것을 바르면 절대 안되고 참는 수밖에 없다. 일단 독소가 빠져나간 다음에는 증상이 씻은 듯이 없어지기 때문에 섣불리 판단하여 생식을 중단하거나 증상을 숨겨버리는 약을 먹는 일이 절대 없도록 한다.

발진이나 가려움증을 조금 덜하게 하기 위해서는 해독 요법인 커피 관장과 소금 물욕을 하도록 한다. 가려움증이 심할 때는 죽염과 꿀을 동량으로 개어서 그 부위를 마사지해주면 좋은데 피부에 염증이나 상처만 없다면 매우 효과적인 방법이다.

8 5 명현 반응 / 얼굴이나 다리가 자주 붓는다

심장이나 신장이 약한 사람은 얼굴이나 다리가 부을 수 있다. 신장이 약한 사람은 얼굴, 특히 눈 주위가 자주 붓고, 심장이 약한 사람들은 다리나 발등이 붓는다. 이뇨제를 자주 복용해서 정상적인 신장 기능이 약해져버린 사람들도 부종을 자주 경험하게 될 것이다. 부종 현상이 일어나면 된장 찜질이나 커피 관장을 하면 좋고 옥수수 수염 달인 물, 오이 생즙, 호박즙, 저령과 복령을 달인 물 등을 수시로 마시면 효과가 있다.

86 명현 반응 / 졸리거나 무기력증이 나타난다

당뇨병 환자나 통풍, 생리통 환자들이 생식을 하면서 많이 겪게 되는 명현 반응이다. 또한 혈액 상태가 나빠서 산성 체질이 심했던 사람들은 생식을 하면서 처음에는 피로감이 완전히 사라져서 몸이 가뿐하다가 한두달 뒤에는 오히려 졸립거나 무기력증이 생긴다는 사람들이 있다. 이것은 조직 속의 나쁜 지방이나 오래된 세포가 교체되는 중에 생기는 명현 반응으로 그동안 체내에 쌓인 독이 많을수록 증상이 오래 간다. 이때는 금기 식품을 철저히 지키는 것이 가장 좋은 해독 방법이다. 그리고 과로하지 말고 휴식을 충분히 취하여 신체의 해독 과정에 부담을 주지 않아야 하는데 땀이 조금 날 정도의 적당한 운동은 오히려 도움이 된다.

87 명현 반응 / 설사나 변비 증세가 나타난다

장이 좋지 않았던 사람들의 경우 생식을 하면 변이 더욱 묽게 나와서 시원하지 않다거나 오히려 변이 나오지 않는다는 사람들이 있다. 심하면 설사와 더불어 복통이 오는 사람도 있다. 설사는 생식을 하게 되면서 몸 속의 이물질이 빨리 배설되면서 일어나는 현상이고, 변비는 몸 속에 수분이 부족하거나 생식이 소화가 잘 안되서 일어나는 현상이다.

이럴 때는 생식의 양을 조금씩 줄이고 그 양도 횟수를 여러번으로 나누어 복용하는 것이 좋다. 원래 변비가 있던 사람들은 변이 처음에는 나오지 않아도 시간이 지나면 정상적이 된다. 변이 묽게 나오면 생수도 차게 먹지 말아야 한다. 맥주나 아이스크림 같이 찬 음식은 장의 연동 운동을 방해한다.

변비가 생겼다면 배꼽 주위를 시계 방향으로 쓸어주고 줄넘기 같은 운동을 한다.

정상 식사도 섬유질이 풍부한 현미와 채소 위주의 식사를 하고, 생수를 충분히 마신다.

88 명현 반응 / 속이 더부룩하고 쓰리다

대체적으로 위가 약한 사람들이 생식을 시작했을 때 일어날 수 있는 증상이다. 위궤양이나 평소 속이 자주 쓰리다고 하는 사람들은 생식 초기에 속이 더 쓰릴 수 있는데, 계속 생식을 하다보면 괜찮아진다. 또한 위하수가 있거나 평소 위가 무력한 사람들은 생식을 시작하면 속이 거북하고 소화가 안되기도 하는데, 이럴 경우에는 복용량을 줄이고 대신 횟수를 늘려 조금씩 자주 먹는 것이 좋다. 그리고 찬음식, 단 음식을 철저히 금해야 한다. 생식을 따뜻한 물이나 꿀물로 먹는 것도 좋은 방법이고 하루에 죽염을 2g씩 함께 복용하면 효과가 있다.

part 9

생식을 하면 몸 속에 오랫동안 쌓여 있는 독소가 몸 밖으로 배출 되기 시작하는데, 이때 독소를 효과적으로 배출시킬 수 있는 해독 요법을 겸해주면 좋다. 관장이나 된장 찜질, 단식 요법 등이 생식과 겸해서 할 수 있는 해독 요법인데, 섣불리 알고 잘못하면 오히려 해가 될 수 있으므로 제대로 알고 시행해야 한다. 그리고 모든 질병에 빠짐없이 등장하는 처방이 운동 요법인데, 그 이유는 운동이 곧 혈액 순환을 의미하기 때문이다. 운동량이 부족하면 산소의 흡입량도 감소하고 세포 속 산소의 효율도 떨어진다. 따라서 권장할 만한 운동 요법 몇가지를 소개하겠다.

89 관장 요법, 이런 점이 좋다

인체의 자연 치유력을 되살리기 위해 환자가 처음부터 꾸준히 할 일은 해독^{解毒}이다. 우리가 섭취한 음식물은 체내에서 복잡한 화학 작용을 거쳐 일부는 영양분으로 흡수되고 나머지는 노폐물로 변해 간, 신장, 폐, 피부에서 해독되어 배출된다. 그중 대부분은 대장을 거쳐 체외로 배출된다. 대장은 노폐물이 가득찬 정화조와 같은 곳이다.

그러나 인체의 신진 대사가 원활하지 못하면 노폐물은 장내에 오래 남게 되는데 대장이나 소장의 안쪽 주름에 붙은 노폐물을 흔히 숙변이라고 한다. 숙변은 장내에서 부패·발효하여 몸에 해로운 독소 물질을 만들어 낸다. 이 독소 물질들은 체외로 배출되지 못하고 대장에서 수분과 함께 흡수되어 혈관에 이르게 된다. 혈액 중에 용해된 가스는 인체 각 부위를 순환하며 신체의 전반적인 면역학적 방어 조직의 기능을 저하시켜 각종 질병의 원인이 되기 때문에 관장 요법으로 숙변을 제거하여 유해한 가스의 발생을 막아주어야 한다.

관장하는 방법 관장액으로는 대개 생수를 이용하지만 생수에 죽염이나 기타 다른 재료를 섞은 관장액을 사용하기도 한다. 관장액은 커피 관장이 좋고, 커피 관장에 예민한 반응을 보이는 환자는 죽염이나 볶은 소금 40g을 물(증류수) 1ℓ에 녹여서 만든 관장액을 쓴다. 대장이 과민한 환자나 설사가 잦은 환자는 증류수 1ℓ에 활성탄 2-3스푼을 타서 관장을 하면 된다.

준비물–관장기(건강 용품 전문점이나 의료기점에서 구할 수 있다), 관장액, 올리브 오일이나 비타민 E 오일.

1 관장액은 체온 정도(37℃-43℃)로 따뜻하게 데워서 준비한다.

2 옆으로 편안하게 누운 상태에서 관장하기 편한 자세로 몸을 구부린다.

3 관장기의 끝 부분이 항문에 부드럽게 들어가도록 올리브 오일이나 비타민 E 오일을 관장기 끝과 항문 주위에 바른다.

4 먼저 관장기의 튜브를 눌러 안에 들어있는 공기를 빼준 다음 항문에 살살 돌려가면서 관장기 끝을 넣고 튜브를 천천히 눌러 관장액이 들어가도록 한다.

5 관장액이 조금씩 들어가면 변의가 느껴지는데 천천히 관장액을 다 넣고 난 다음 10분-15분 정도 참았다가 하복부를 마사지하면서 변을 보는 것이 좋다.

ㅋㅋ피 관장은 어떤 것인가?

커피 관장의 역사는 세계 제1차 대전 중 독일에서 부상당하고 수술받은 환자들은 많은데 진통제가 턱없이 부족하자, 간호사들이 우연히 관장액에 커피를 부어 사용했는데 그 결과 환자들의 고통이 경감하는 것을 알게 되었다. 이 이야기를 들은 괴팅겐 의과 대학의 교수들이 실험 동물의 직장에 커피를 넣었더니 담관이 열리고 담액의 분출이 증가되었다는 결과를 발표하였다. 그후 대체 의학의 권위자인 막스 거슨 박사가 10여 년간의 연구 끝에 인체의 독을 즉시 배설할 수 있도록 커피 관장을 적극적으로 활용하게 되었다. 오스트리아 란데스크랑켄하우스 병원의 레흐너 박사는 커피 관장에 대한 연구에서 커피가 결장에 결정적인 효과를 보인다는 것을 내시경으로 관찰한 바 있다. 연구에 의하면 커피 중의 팔미틱산이 글루타치온S 전이 효소의 활동을 증진시킨다는 것이다. 이 효소들이 전자 친화성 활성 산소를 결합시켜 그후 방광에서 그것들을 배출시킨다고 한다.

커피 관장을 하면 커피 속의 카페인이 간과 연결된 담관을 팽창시켜 담즙을 더 많이 흘러나오게 하므로 간의 기능이 좋아져 해독이 잘 되게 한다. 또한 통증을 빨리 줄여주므로 진통제의 양을 줄일 수 있게 하거나 먹지 않아도 되게 한다.

관장하는 방법-잘게 부순 유기농 원두커피 2큰술을 물 3컵에 넣고 3분간 끓인 다음 약 20분 정도 약한 불에서 끓인다. 여과지에 걸러 체온 만큼 식혀서 관장액으로 준비한다. 커피물은 약 10-15분간 몸 속에 들어있게 하는데 그 시간 안에 카페인은 거의 흡수되며 직장 정맥을 거쳐 직접 문맥을 통하여 간으로 들어가게 된다.

91 단식 요법, 이런 점이 좋다

과식을 하거나 나쁜 음식을 먹으면 소화 기관을 비롯한 인체의 많은 부분에 피로를 주게 되고, 체외로 배출되는 과정에서 부패하고 발효되어 유해 가스를 생성함으로써 독소가 몸 안에 쌓이게 된다. 평소에 '소화가 안된다, 속이 더부룩하다'는 말을 입에 달고 사는 사람들이 있는데 이런 증세들은 아주 사소하게 취급하기 쉽지만 오랫동안 방치하면 결국 더 나쁜 질병으로 발전하게 되는 경우가 많다. 이럴 때는 손쉽게 소화제나 위장약을 찾을 것이 아니라 한두 끼 정도를 먹지 않고 굶는 것이 오히려 더 좋다. 짐승도 병이 나면 먹지 않고 굶는다. 굶으면 내장을 비롯한 각 기관이 휴식을 하면서 기관을 청소하고 고장난 곳을 고치고 낡은 부분을 교체하고 숙변을 제거하는 등의 일을 한다.

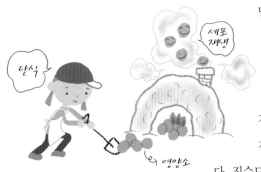

단식 중에 몸 안에서 일어나는 이러한 대대적인 정비 작업과 더불어 굶는 기간 동

안 새로운 독소를 덜 섭취함으로써 저장된 독소를 배출하는 능력이 증가하고 결과적으로 체내의 총 독소량이 감소하게 되는 것이다.

단식을 하게 되면 혈청 지방의 감소로 묽어진 혈액은 조직에 더 많은 산소를 공급해주고 온 몸에 백혈구를 운반시키는 능력이 향상된다. 또한 체내 지방을 에너지로 전환시키면서 주로 지방에 저장되는 많은 화학 물질을 혈류로 방출한다. 단식을 하면 인체의 오래 되고 불필요한 조직을 인식하는 능력이 향상되고 반면 중요한 영양소들은 세포 재생에 재이용된다. 따라서 단식은 체질 개선과 생활 습관 변화를 통해 새로운 삶의 의욕을 갖고 싶다면 누구나 시도해볼 수 있다. 과체중으로 갖가지 성인병에 걸릴 우려가 있는 비만 환자나 위염, 변비, 신경 불안, 피로 등으로 잘 먹지 못하는 만성 질환자 모두에게 우선적으로 권할 만하다.

9 2 생식과 단식을 더불어 한다

단식 요법을 통해 몸의 독소를 배출시키고 싶은 사람들은 평소에 식사를 생식으로 하면 당연히 좋다. 특히 생식을 장기간 시행한 사람들은 일반 식사를 하는 사람보다 단식을 하기가 훨씬 수월하다. 몸이 이미 생식을 통해 소식小食이라는 것에 적응되어 있기 때문에 단식할 때 느껴지는 공복감이 그리 크게 느껴지지 않기 때문에 부담없이 단식을 할 수 있는 것이다. 반면 화식이나 육식 등을 통해 영양을 과다 섭취한 사람들은 단식 중에 느끼는 공복감을 이겨내기가 쉽지 않다. 또한 생식에 적응된 사람들은 단식을 끝낸 뒤에 먹기 시작하는 회복식 단계에 들어갈 때에도 과식하게 되지 않으며, 생식으로 회복함에 따라 몸에 무리도 덜간다. 따라서 체질 개선이나 여러가지 질환에서 회복하고자 하는 사람들은 생식을 계속 하면서 가끔씩 시도해보는 것이 좋다.

무서운 화식
육식

9 3 단식, 이렇게 하면 좋다

단식을 하려면 미리 사전에 준비를 해두어야 한다. 단식 요법이나 자연 요법 등에 관련된 기사나 책을 읽어보거나 전문가의 도움을 받아서 단식을 왜 하는지 단식이 어떻게 몸에 좋은지 구체적으로 어떻게 해야 하는지 미리 숙지하고 몸과 마음의 준비를 해두는 시간이 있으면 훨씬 유용하다. 단식 기간을 정했다면 예비 단식(감식)부터 회복 단식(보식)까지 일정표를 짜고 하루도 어떻게 보낼 것인지 따로 계획표를 만들어 두는 것이 좋다.

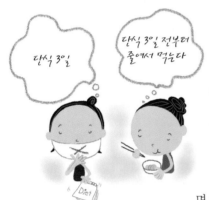

보통 단식 1주일 전부터 조금씩 식사량을 줄여 적응 훈련을 한다. 단식을 하면 평균적으로 하루에 0.5kg 정도의 체중이 감소하기 때문에 이를 체크하기 위한 체중계도 준비해두면 좋고 단식 기간 동안 관장을 하거나 기타 해독 요법을 실시할 경우에는 관련되는 준비물을 미리 마련해두는 것이 좋다. 또한 본격적인 단식에 들어가기 전에 단식 기간 만큼의 예비 단식을 하게 되는데 이 기간부터 단식이 시작된다고 생각하고 단식 중의 금기 식품이나 금기 사항을 지키는 것이 좋다. 일반적으로 3일 단식을 한다고 하면 단식 3일 전부터, 5일 단식을 하면 단식 5일 전부터 음식의 양을 서서히 줄여서 먹어야 한다.

단식 중 지켜야할 사항

1 단식이란 말 자체는 먹는 것을 끊는다는 말이지만 물은 조금씩 자주 마셔주어야 한다. 물은 벌컥벌컥 마시기보다는 입술을 축이듯 조금씩 자주 마셔준다.

2 단식 기간 동안 물 외에 하루 세번 야채즙을 먹거나 녹즙 4-5g을 물 200㎖에 타서 하루에 세번 마시면 좋다. 그러나 정해진 양 외에는 절대적으로 금식해야 한다.

3 술이나 담배, 약물 복용도 중지해야 한다.

4 단식을 하는 중에는 입이나 몸에서 냄새가 나는 경우가 많으므로 매일매일 양치질을 해주고 냉온욕이나 각탕 요법 등을 포함한 목욕을 자주 하는 것이 좋다.

5 장의 벽에 굳어 있는 노폐물 덩어리(숙변) 등의 독성 기운을 원활하게 배출하도록 된장 찜질과 관장, 냉온욕, 풍욕 등을 함께 해주면 효과적이다. 매일 1회씩 3-4일 이상 관장을 하고 화장실에서 아랫배를 주무르며 변이나 가스를 배출시켜야 한다. 장세척 효과를 높이기 위해 구충제와 마그밀을 먹기도 한다.

단식 기간은 대개 3-7일이 적당하다. 단식을 처음 해보는 사람은 3일부터 시작해서 두번째 할 때는 5일, 세번째 할 때는 7일 정도로 점차 날짜를 늘리는 것이 바람직하다. 간혹 길면 10일에서 보름까지 단식을 하기도 하지만 본인의 체력과 질병의 정도, 개인적인 사정을 고려해서 유동적으로 정하는 것이 좋다. 과로 등으로 피로가 누적되었을 때는 일주일에 하루 정도 단식을 해주면 몸이 가볍게 풀린다. 감기 몸살로 고생하는 사람도 약을 먹는 대신 2-3일 정도 단식하면 한결 개운해지는 것을 느낄 수 있다.

체질 개선이나 정신 수양을 원할 때는 7일 정도가 적당하고, 질병을 치료하기 위한 목적으로 단식을 할 때는 10-20일 정도의 장기 단식을 하되 반드시 전문가나 경험자의 도움을 받아야 한다. 이처럼 단식의 목적이나 개인의 건강 상태에 따라 기간과 방법이 다르다. 따라서 단식 전반에 대한 사전 지식이 없는 상태로 무조건 굶는 것은 진정한 단식이라고 할 수도 없을 뿐더러 건강에도 도움이 되지 않는다.

94 단식과 명현 반응

생식을 하는 사람은 단식 기간 동안에도 명현 반응이 나타날 수 있다. 대개 구토, 설사, 피부 반점, 여드름, 부종, 어깨나 허리 통증 등이 나타나고 질병이 있는 경우 일시적으로 증세가 악화되기도 하지만 병이 치료되고 있는 과정으로 보고 성실하게 단식 기간을 지키는 것이 바람직하다. 그밖에도 졸립고 전신이 나른해지는 증세도 자주 나타나는데 몸이 적응하면 오히려 머리가 맑아지고 기분이 상쾌해지면서 몸이 매우 가벼워짐을 느낄 수 있다. 단식 중에는 몸의 상태에 따라 명상이나 기도, 산책, 체조, 가벼운 조깅이나 등산 등을 병행하면 단식의 효과를 높이고 정화 작용을 도와준다.

그리고 단식보다 중요한 것은 단식이 끝난 다음의 회복식을 어떻게 하느냐에 달려있다. 회복식을 잘못하면 몸이 더 나빠질 수도 있다. 5일 단식을 했을 경우 첫날은 현미 미음 반공기, 둘째날은 현미 미음 한공기, 셋째날은 죽 한공기, 넷째날은 평소 식사의 절반 가량, 다섯째날은 평소 식사량의 8할을 먹는 식으로 서서히 양을 늘려가며 보식을 한다. 단식 후에 단식 기간의 2배 가량의 기간 동안 생식을 하면 더욱 좋다.

95 된장 찜질 5단계

찜질이라는 말은 우리에게 그다지 낯선 말은 아니다. 발목을 삐었을 때 통증이 있는 부위에 얼음 찜질을 한다거나 몸이 안좋거나 찌뿌드드할 때 모래나 돌을 뜨겁게 달구어서 하는 온찜질도 예로부터 많이 이용하여 왔다. 된장 찜질은 된장으로 만든 찜질 재료를 배부분에 올려놓고 찜질을 하는 것으로 장운동을 원활하게 하여 소변은 물론 변통이 수월해져서 체내에 오랫동안 정체되어 있던 숙변을 제거 하는 효과가 뛰어나다.

된장 찜질 방법

1 된장 준비하기-일본 된장 1공기 정도를 얇은 천주머니에 넣어서 1cm두께로 얇 게 편다. 우리나라 재래 된장은 염분이 많으므로 된장 찜질 재료로 적당치 않으며 시중에 판매되는 된장을 이용하려면 적당한 양의 밀가루를 섞어서 짠기를 희석 해준 다음 찜질에 사용한다. 찜질제가 너무 묽으면 찜질 도중 흘러내리기 쉽고 너 무 되직해도 판판하게 펴지지가 않으므로 밀가루나 뜨거운 물을 섞어서 보드라 운 수제비 반죽 정도가 되게 만들면 적당하다.

2 자리에 편안하게 누운 상태에서 먼저 배꼽에 화장지나 솜을 뭉쳐막아 짠기가 스며들지 않도록 한다. 엽서 두께의 종이를 가로세로 3cm되게 잘라 배꼽 부위에 올려놓아도 된다.

3 된장이 들어있는 천주머니를 배 위에 얹고 그 위에 뜨거운 타월을 덮어서 식지 않게 하고 맨 위에 기름 종이나 비닐을 덮은 다음 핫팩을 올려놓는다. 4시간 정도 찜질을 계속한다.

4 핫팩의 온도는 약간 따끈하다 싶은 정도가 좋고 너무 뜨거우면 온도를 조절한 다. 찜질을 하는 도중에는 물 이외에는 어떤 음식물도 먹어서는 안된다. 찜질하는 옆에다 생수병을 가져다 놓고 가끔씩 마셔주면 숙변을 불리는데 도움이 된다.

5 찜질을 하는 도중 배가 살살 아픈 경우가 있는데 가능하면 참았다가 찜질이 끝 난 다음 하복부를 둥글게 문질러주면서 변을 보도록 한다(한번 된장 찜질에 사용 한 된장을 다시 한번 사용할 때는 새된장을 한두수저쯤 더해서 배와 닿는 부위에 새된장을 오게 사용하면 된다).

96 '물'로 치료하는 '수치료법'

수치료법hydrotherapy은 글자 그대로 물을 이용한 치료법의 일종으로 역사상 가장 오래 되고 경제적이면서도 안전한 질병 치료의 수단이다. 온천욕이나 좌욕, 각탕, 관주법, 풀pool치료법, 분무법, 냉온 습포, 온냉 찜질 등 여러가지 방법이 있는데 아기가 태어나자마자 목욕을 시키는 것처럼 수치료법은 인류의 역사와 그 맥을 함께 해왔다고 해도 과언이 아니다. 실제로 이집트와 그리스 유적에도 목욕 시설이 많이 발견되었으며 사치와 퇴폐의 온상으로 여겨졌던 로마의 카라칼라 목욕탕은 그 크기만 해도 자그마치 1만1000천㎥가 넘는 거대한 규모라고 한다. 또한 우리나라에서는 조선시대 역사책에 임금님들이 온양행궁에 행차했다는 기록도 있다.

일반적으로 뜨거운 물을 이용한 수치료법은 면역계를 자극하고 백혈구를 혈관에서 조직으로 이동시켜 독소를 제거하고 몸에서 노폐물이 제거되는 것을 도와준다. 또한 신경의 반사 작용을 통해 몸을 진정시키고 이완시키며 체내의 모든 조직과 면역계에 영향을 준다. 찬물은 혈관을 수축시키고, 혈관의 투과성을 감소시켜 염증을 억제한다. 또한 찬물 목욕은 약화된 근육을 강화시키므로 요실금증에도 유용하게 이용할 수 있다.

온냉 교대욕(찬물과 뜨거운 물을 교대로 이용하는 수치료법)은 부신과 내분비선을 자극하고, 혈관의 울혈을 감소시키며, 염증 상태를 경감시키고 조직의 기능을 활성화한다. 특히 소화기계와 골반쪽의 혈액 순환을 촉진하고 간장의 해독 기능을 높인다. 온냉 교대욕이 좋은 사람은 신경통, 류머티즈, 두통, 당뇨병, 간장병, 신장병, 감기, 순환기 질환 및 피로 회복이 필요한 사람들이다. 일반 목욕과 냉온

가장 오래되고
경제적이며 안전!

욕의 스트레스 감소 효과를 조사한 연구 결과를 보면 따뜻한 물에서만 목욕한 사람보다 냉온 교대욕을 한 사람에게서 스트레스 호르몬인 코티솔이 크게 감소했음을 볼 수 있다. 코티솔이 과잉 분비되면 면역력이 저하된다. 냉온욕은 노폐물 배설을 촉진하고 임파액 등의 체액을 맑게 해주는 효과가 있다. 자주 이용되고 집에서 간단하게 할 수 있는 수치료법은 다음과 같다.

1 냉온 요법

냉온욕은 찬물과 더운물에 번갈아 들어가는 목욕법인데, 이때 물의 온도는 더운물은 40-45℃ 찬물 14℃ 정도가 알맞다. 전체의 횟수는 온칠 냉팔溫七冷八 ; 찬물에 8번, 더운물에 7번이 적당하다. 냉온욕을 할 때 찬 물수건을 만들어 머리에 올리고 목에도 두르면 뇌의 온도가 올라가는 것을 방지한다. 몸이 극도로 쇠약한 사람이나 환자는 냉탕에 들어가는 것을 찬 물수건으로 마찰하는 것으로 대치하는 것이 좋다. 냉온욕은 하루에 두번(오전에 한번, 자기 전에 한번) 하되 체력에 따라 조절한다.

2 반좌욕법

반좌욕법은 명치 아래쪽까지 몸의 2/3가량을 43-45℃ 정도의 열탕에 잠기게 하는 목욕법이다. 온탕에 들어갔다가 콧등에 땀이 날까말까 하는 정도에서 나와서 쉬고 다시 들어가는 것을 반복한다.

3 족(각)탕법

전신욕이나 반신욕이 힘든 사람은 발목(족탕법)이나 무릎 아래(각탕법)까지 따뜻한 물에 담그는 족(각)탕법을 매일 저녁 20분 정도 하면 좋다. 이 방법은 냉해지기 쉬운 하지의 혈행을 돕고, 동시에 발한으로 노폐물을 제거해준다. 평소에 건강한 사람이라도 습관적으로 족(각)탕법을 해주면 피로 회복에 탁월한 효과가 있다.

4 소금 물욕

욕탕에 물을 채우고 사과 식초 반컵과 구운 소금 300g을 푼 다음 땀이 날 때까지

163

목욕을 하는 소금 물욕은 부인과 질환이나 피부 질환, 특히 가려움증에 매우 효과
적이다.

９７　제일 좋은 운동, 걷기

가장 경제적이면서 효과가 탁월한 건강법은 '걷기 운동'이라고 해도 틀린 말이
아니다. 흔히 평소에 건강 유지를 위해 운동을 하려는 사람이나 질병 치료를 위해
운동을 권유받은 경우에도 운동이라고 하면 특별하게 준비를 하고 나서 시작해
야 한다고 생각한다. 하지만 걷기 운동은 걷기에 편안한 신발 한켤레만 있으면 할
수 있으며, 운동의 효과는 어떤 다른 운동들과 비교해도 뒤지지 않는다. 걷기 운
동은 또한 거동이 불편할 정도의 환자가 아니라면 건강한 사람에서부터 노인들
까지도 할 수 있을 정도로 위험성도 없다. 걷게 되면 몸의 60~70%나 되
는 근육이 움직이고 모든 장기 조직의 혈류를 왕성하게 하여 위
축을 방지한다.

'걷기운동'이
최고!!

걷기 운동도 다른 운동과 마찬가지로 꾸준히 해야 하
며 각자의 체력에 맞게 하는 것이 좋은데, 대체적으
로 하루에 30분에서 2시간 정도 시간을 정해서 하
면 좋다. 걷는 속도는 이마에 약간 땀이 날 정도로
빨리 걸어야 한다. 1분간 약 120보 정도 걸으면 심장에서 피를 내보내는 혈
량과 폐의 호흡 운동이 촉진된다.

ㅁ8 '붕어 운동'으로 피흐름을 좋게 한다

붕어 운동은 움직이는 모양이 꼭 금붕어 같다 하여 붙여진 이름인데 척추를 바르게 하고 장의 활동을 촉진시키는데 탁월한 효능을 나타낸다. 붕어 운동을 하면 복부가 진동하는 자극을 받아 흐트러지기 쉬운 장관의 유착^{한데 붙음}, 염전^{뻐뚤어짐}, 폐색^{막힘} 되는 일이 없고 장내용물을 균등히 해줌으로써 변비를 막고 숙변 배설을 도와주어 장 본래의 기능을 충실하게 수행할 수 있도록 해준다. 또한 복부를 중심으로 등과 엉덩이까지 이르는 척추를 탄력있게 흔들어주기 때문에 좌우 신경을 균형있게 조절하고 특정한 신경이 압박되거나 마비되는 상태를 방지하여 혈액순환을 순조롭게 한다.

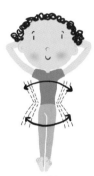

스스로 할 때

1 바닥에 편안하게 누운 상태에서 양다리를 자연스럽게 맞대고 몸이 일직선이 되도록 한다. 이때 발끝은 발목과 직각을 이루도록 한다.

2 두손은 깍지를 껴서 목 뒤에 받치고 팔은 편안하게 바닥에 댄다.

3 이 상태로 붕어가 헤엄치듯 몸을 좌우로 흔들어 준다. 몸이 구부러지지 않도록 일직선이 된 상태에서 탄력있게 좌우로 흔들어야 한다. 아침, 저녁으로 1~2분 정도씩 실시한다(혼자 하기 어려운 환자나 운동이 익숙치 않을 때는 같은 자세에서 다른 사람이 발목 부분을 붙잡고 좌우로 흔들어주면 된다).

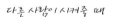

다른 사람이 시켜줄 때

ㅋㅋ 모세혈관을 살리는 모관 운동

우리 몸은 51억개의 모세혈관으로 구성되어 있는데 이중 38억개는 팔과 다리에 집중되어 있다. 모세혈관 운동은 혈액 순환의 원동력이 모세혈관에 있다고 보고 팔과 다리를 가늘게 떨어줌으로써 여기에 집중된 모세혈관의 혈액 순환을 극대화시킬 수 있는 운동이다. 이 운동을 꾸준히 해주면 몸 전체에 퍼진 모세혈관의 기능이 활발해지고, 혈액 순환이 정상화되어 우리 몸을 구성하는 60조나 되는 세포에 혈액을 원활하게 공급해줌으로써 세포 하나하나가 활력을 회복하게 된다. 모든 질병은 혈액 순환과 밀접한 관련을 맺고 있으므로 심장병을 비롯하여 모든 순환 기계 질환에 상당한 효과를 나타낸다. 질병이 있는 사람 뿐 아니라 평소에 건강한 사람도 모관 운동을 자주 해주면 다음과 같은 효과를 볼 수 있다.

–혈액 순환이 촉진될 뿐 아니라 림프액의 이동과 교체가 활발해진다.

–글로뮈의 활동과 재생을 도와 신체를 젊게 만든다.

–전신의 혈액 순환이 좋아지므로 군데군데 정체된 울혈이 제거되며, 유수 불부流水不腐;흐르는 물은 썩지 않음의 원리에 의해 세균의 번식과 독소의 체류도 방지되어 질병을 예방할 수 있다.

글로뮈glomus

글로뮈는 1707년 프랑스의 해부학자 레알리 레알리스가 처음 발견한 것으로, 모세혈관이 수축할 때 세동맥의 피가 모세혈관을 거치지 않고 바로 세정맥으로 흘러갈 수 있게 하는 by-pass 혈관이다. 만약 이 글로뮈가 없다면 피가 역류하여 혈액 순환에 엄청난 혼란이 일어날 것이다. 글로뮈는 모세혈관마다 1개씩 붙어있으며 특히 사지의 진피에 많고 장기 내부에도 분포되어 있다.

–피부의 상처를 고치므로 기생충이나 세균의 침입을 저지한다.

–아침에 잠자리에서 일어날 때 간단히 팔다리를 쭉 내뻗는 스트레칭과 함께 모관 운동을 해주면 전신의 느슨해져 있는 혈관에 활력을 주고 급격한 혈액 순환으로 일어날 수 있는 질병을 예방할 수 있다.

1 바닥에 편안하게 누운 상태에서 양팔과 다리를 곧게 펴서 몸과 직각이 되도록 올린다. 이때 발은 발바닥이 천장을 향하게 한다.

2 이 상태에서 팔과 다리를 떨어주는데, 팔과 다리가 구부러지지 않도록 주의한다. 아침, 저녁으로 한번씩 약 1–2분간 실시한다.

우리가 꼭 알아야 할
생식이야기 99가지

2001년 2월 20일 초판 1쇄 발행
2008년 2월 20일 2판 1쇄 발행
출판등록 : 제10-2415호 · 등록일 : 2002년 7월 10일

지은이 : 김수경
펴낸이 : 최병윤
펴낸곳 : 행복한마음
기획 · 편집 : comma' n dot
일러스트 : 이덕영

주소 : 서울시 마포구 서교동 408-8 3층
전화 : (02) 334-9107
팩스 : (02) 334-9108
이메일 : bookmind@naver.com
ⓒ 김수경, 2001

ISBN 978-89-91705-15-9 04510